打造天然防护力

纯天然儿童
家居芳疗 DIY

杨昕谕 / 著

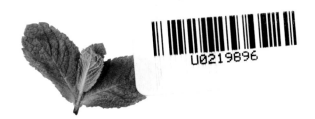

U0219896

中国轻工业出版社

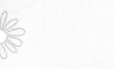

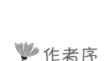 作者序

想给孩子自然疗法的初心
～接触精油起源～

还记得五年前怀大女儿等等的时候，原本没有特别注意健康的我，因为肚子里的新生命，我开始非常注重健康，无论是身上用的护肤品、一日三餐、加餐、水果等，还是吃进去的营养补品、生病时吃用的药，孕妇最大的顾虑就是："我现在吃的用的，对胎儿会不会有不良的影响？"

怀胎足月后，等等出生了，全家沉醉在新生儿诞生的喜悦中。等等是全母乳宝宝，充沛的奶水让等等到出生六个月时都没有生病，到了第八个月，因为不喜欢喝母乳而转换为配方乳时，等等的抵抗力就没有全母乳时期那么好，在等爸一次重感冒时，等等也被传染了……一开始，因为不想让等等太早接触药物，觉得在肚子里我都不吃药，为何她一出生就要让她开始吃药？于是先尝试自然疗法，清蒸洋葱水、热气呼吸法、裹大腿退烧法……但等等的症状还是越来越严重，到最后送进了急诊室，医生说要是再慢个几天，就要进重症监护病房了……如果不去理会，痰到最后会全卡在气管里，更会因为气管卡痰无法呼吸而死亡！我内心的烦忧和焦虑，如同放入锅里的虾般乱跳乱撞，而等爸也是内疚并自责不已！

在住院的日子里，每天把等等架在病床上，不断用细管深插入鼻孔及喉咙抽鼻涕抽痰……架着她，我把头转向一边不敢看，耳朵里听见她的尖叫、崩溃大哭，我心好痛！每抽一次，我就哭一次……我们大人喉咙卡刺都觉得痛，更何况小宝宝的喉咙里插着细管……我们在医院住了半个多月，等等终于可以出院。但她的抵抗力还是不够，我一直在想该怎么帮她增强抵抗力，希望能在天然而且不吃药的情况下帮助她。

后来，在一次亲子瑜伽课程教学中，我认识了Kirsty海洋妈，她告诉我不如试试精油，Kirsty海洋妈可以说是我人生中的一盏明灯，如果没有她，也不会有现在热衷于精油的我，真的非常感谢她！

接触精油后，我才知道原来我一直忽略了一件很重要的事情，就是"预防胜于治疗"，要有健康的身体，必须先将底子打好。平常每天持续的保养，就会让大病化小，小病化无！自从开始接触精油，我们家已经很久没用药了。而且使用的精油都是纯度较高且天然的，让我用在孩子身上也很安心！

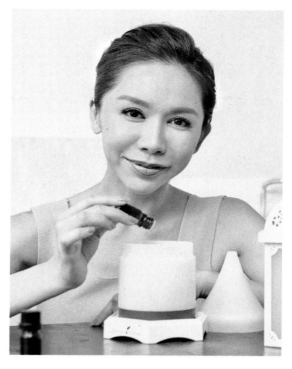

使用精油有个重点，除了确定手上的精油是否掺杂香精，成分是否天然外，还要注意"精油的浓度和用量"，"由浅入深"才是用油的最大重点，不要一开始就使用高剂量浓度。

"精油不是万灵丹"，我们也不是专业的医生，身体有不适还是要先让医生确诊，尤其是重大急症，最好还是到医院寻求帮助。但平常生活中，我们也会遇到很多小小的不适症状，例如小朋友晚上睡不好、鼻塞、胀气、吃不下，这种时候，精油就是我们很好的帮手，可以有效缓解小朋友的不舒服。遇到感冒或是有疾病征兆的时候，也可以先使用精油舒缓，就可以降低大量服用药物的概率，避免对孩子身体的伤害。

自从开始使用天然精油，我们家的生活也有很大的改变，我的家人不仅变得更健康，也越来越少需要使用药物。不仅如此，我也开始将自己所学、所用的知识和经验分享给更多人，好多宝爸宝妈在试过精油后特地回来告诉我，感谢我帮他们解决了一直以来的困扰。能够通过精油帮助到大家，是件很开心的事，也希望借这本书能够让更多人懂得运用精油，并用天然温和的方式，让孩子更健康，也让宝爸宝妈们不用终日担心孩子的健康状况！

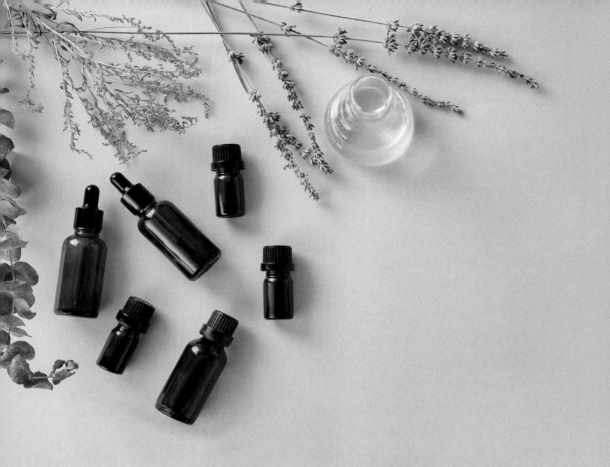

目录 Contents

PART 1

提升免疫力、远离药物伤害

认识纯天然的"儿童芳香疗法"

PART 2

方便取得，最适合儿童使用
常备精油&基底油

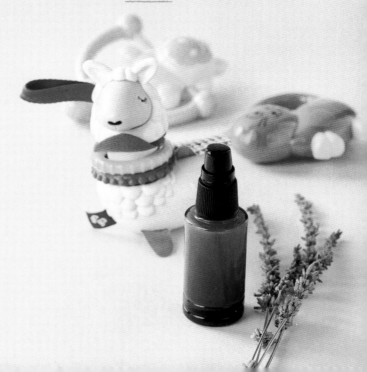

PART 3

对症舒缓，温和有效

带孩子远离身心的不适症状

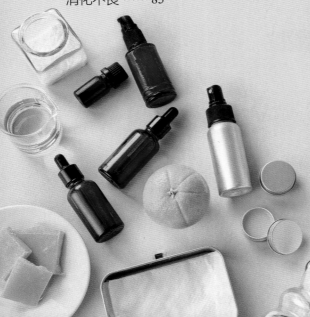

提升免疫力、远离药物伤害

认识纯天然的
"儿童芳香疗法"

带着孩子步入放松与疗愈的芳香生活前，你是不是曾疑惑芳香疗法是什么、精油从哪而来、孩子的按摩方法与按摩油剂量和成人一样吗？甚至因为不知道怎么使用，而迟迟不敢踏入这美妙的芳疗世界。在此，我将分享使用精油的相关经验与信息，让大家快速了解精油，在香气中守护全家人的健康！

让身心更美好的芳香疗法

"芳香疗法"可不只是闻香，还能对日常生活产生很大的帮助！不论是成人还是儿童，都可以通过芳疗达到改善生活环境、舒缓身心不适症状等作用。在本书中，我将传递自己使用精油的经验，让大家更进一步体会芳疗的迷人之处。

什么是芳香疗法？

芳香疗法为自然疗法之一，将精油运用到人体或生活环境，使身体、心灵、居住空间各方面获得助益。芳香疗法的英文为"aromatherapy"，其中"aroma"意为芳香，"therapy"意为治疗、疗法，这两个词结合起来即是"芳香疗法"。由天然植物所萃取出的精油当媒介，并通过用扩香（熏香）的方式，经呼吸道进入身体，或是以按摩、沐浴等方式，因此达到舒缓身心、稳定情绪、提神醒脑、激发正能量等保健功效，这些方法皆称为"芳香疗法"。

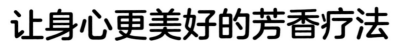 探索芳香疗法足迹

芳香疗法最早的记录可追溯至数千年前，在许多国家都能看到芳香疗法的足迹，如古埃及时期，距今已有六千多年的历史；于基督教与犹太人的宗教书籍中也有很多关于精油的记载；印度将其用于宗教与治疗；古希腊、古罗马则用在护肤、扩香、医疗等方面。特别是在古埃及文化中，只有皇室家族才能使用精油，在尊贵的净化仪式上以精油扩香，或是葬礼仪式通过精油使尸体有防腐保存效果。

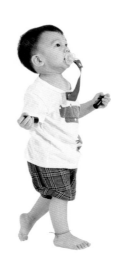

如今，精油芳疗依然被使用，除了扩香、按摩外，其他常见的芳疗法为喷雾（精油和纯水装入瓶中，喷洒于周围环境产生香气）、冷热敷（脸盆中倒入热水后加入几滴精油，将毛巾沾湿，再敷于需要舒缓的部位），使精油芳疗成为人人都可使用的天然疗法。

精油常见的萃取方式

　　精油是从植物的各部位萃取而来，例如，花朵、果实、种子、根、树皮等，有些精油萃取来源不止一个部位，所以提炼出来的气味、功能用途就不同，并且通过不一样的萃取方式，也会出现不同的产物。常见的精油萃取法有直接蒸馏法、水蒸气蒸馏法、冷压法、脂吸法、浸渍法、溶剂萃取法、超临界萃取法。

🌿 直接蒸馏法

　　将植物浸泡在水中，直接煮沸蒸馏，此法最常使用于萃取花类精油，能避免花朵在蒸馏时聚集，而使水蒸气不容易通过。

🌿 水蒸气蒸馏法

　　萃取精油最常使用的方式，在放置植物的下方加热，让水蒸气向上通过植物后，将精油萃取出来，并利用密度的不同分离出油（精油）与水（纯露）。

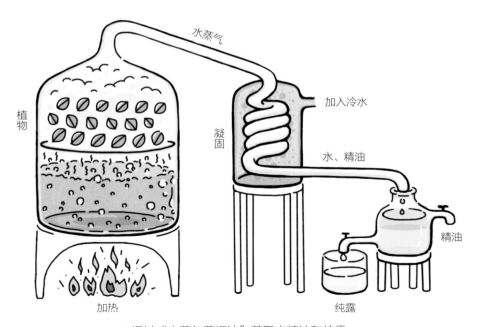

▲ 通过"水蒸气蒸馏法"萃取出精油和纯露

15

冷压法

又称压榨法，大多用来萃取不耐热的柑橘类精油（例如，香柠檬、甜橙、葡萄柚、柠檬、莱姆等），也可制作基底油。果皮经过压榨后，会流出含水分及油质的乳状物质，通过离心方式萃取出精油。

脂吸法

这是非常古老的萃取方式，又称油脂分离法，将牛油或猪油涂在玻璃框内，再将花瓣铺在上方，利用油脂吸收花瓣的精华，并不停更换花瓣直到油脂吸收饱和，接着以酒精萃取分离。由于萃取过程费料耗时，现在很少使用。

浸渍法

将植物浸泡在热油（通常是植物油）中，让植物释放出精华于热油中，再经过滤、萃取出精油即可，所以又称浸泡法、油泡法。有些芳疗师习惯把花朵类直接浸泡在植物油中当按摩油，省略了萃取过程。

溶剂萃取法

即用有机溶剂萃取出植物精华的方式。通常第一次溶剂萃取后的物质浓度非常高，去除溶剂后会得到蜡质（称为香料浸膏或凝香体），其中包含大量蜡质、色素与芳香物质，接着取凝香体进行第二次溶剂萃取，所得到的产物即为原精。

超临界流体萃取法

又称二氧化碳萃取法，是一种设备昂贵的新型技术，以超临界流体作为溶剂萃取出植物的芳香成分，优点为萃取时间短、无毒、无溶剂残留等，不宜加热的植物特别适合用此萃取法。

精油&原精傻傻分不清

精油最常见是以蒸馏方法萃取；原精则是以有机溶剂从植物提炼，原精的香气浓郁，经常用于香水中，通过有机溶剂萃取出来的产物，必须留意有机溶剂残留的问题，所以不宜口服。

儿童适合芳香疗法吗？

过去人们生病时就是用自然疗法，而"芳香疗法"就是自然疗法之一。东方人使用的"中药"为天然植物，西方人则是将天然植物萃取成精油。近几年，世界各地有相关研究显示，芳香疗法有助于儿童的身体与心灵发展，这让许多父母开始对这方面的信息产生兴趣，更希望通过按摩方式促进亲子关系。但是，精油要如何有效又安全地应用在孩子身上呢？

⚘ 儿童芳疗与一般芳疗的差异

由于儿童与成人的生理条件有差异，所以儿童芳疗与一般芳疗最大的差别在"精油浓度的稀释"，就像用药一样，"由浅入深"才是使用精油最需注意的地方。如果一开始就下重本（高浓度剂量），有可能导致：①身体无法负荷；②以后没有适合的量和精油可使用。除此之外只要剂量控制得宜、使用方法正确（详见20~23页），婴儿及儿童依然可以安全使用芳疗。

婴幼儿必须避开的精油

涂抹于婴幼儿（2岁以下）身上，必须避免刺激性精油。例如，迷迭香、肉桂、蓝胶尤加利、醒目薰衣草、冬青、鼠尾草、百里香，这些精油容易影响婴幼儿血液流速，以及尚未发育完善的肝脏系统运作。

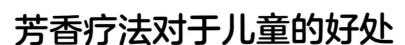

芳香疗法对于儿童的好处

想让孩子拥有健康的身体，首先必须强健免疫系统，就像盖房子一样，只要地基打好，房子就会坚固不倒！利用天然的芳香疗法，由内而外帮助孩子调整到最佳身心状态，就是一个很好的方式。记得选择纯植物提取的天然精油，并且稀释后再使用。

改善体质，增强抵抗力

使用精油芳香疗法，可增强孩子的抵抗力，并对皮肤、消化系统及支气管炎皆有良好的改善，让身体随时保持最佳状态。当抵抗力变弱时，选择可以消毒杀菌、增强免疫力的精油，通过按摩或扩香让身体吸收，可以借此消灭环境中和身体内的病毒、细菌，避免受到其侵害。

舒缓不适，降低药物伤害

萃取自天然植物的精油，会因植物本身的特性带有不同的功效，如薰衣草精油，除了大家熟悉的镇静、安眠外，也可以达到抗炎、缓解疼痛的作用，对于孩子时常因跑跳而受伤的家长来说，是最适合随身携带的常备精油。若能充分搭配各种精油，日常生活中很多不适都能够有所缓解，可减少药物的使用。

舒缓放松，帮助入眠

孩子们一玩起来，常常因过度亢奋无法平静。因此，可以在儿童所处的空间，如卧室里使用具有减压、放松效果的精油扩香，除了拥有清新的香气，也能达到助眠效果，让他们睡个好觉。当孩子鼻塞或过敏时，也有助于帮他们舒缓不适，使他们睡得更安稳。

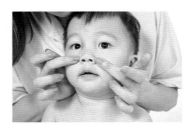

▲ 以精油搭配穴位按摩，增强呼吸道功能

提升创造力，增加安全感

芳香疗法除了舒缓身体上的不适外，对心灵的影响更是不容小觑，可以依照不同精油的特性，达到镇静、安神、抗焦虑、提高注意力等效果。通过芳香疗法按摩，可以使儿童更有安全感，对神经有良性的刺激，对新鲜事物产生好奇心与创造力，增强人际关系与自信心；在亲情方面，通过按摩与父母互动，能有效建立亲密依附感及安全感。

使用芳香疗法前

孩子还小的时候，父母可以通过芳香疗法的按摩过程带他们认识精油，比如需依据年龄、体质、生活环境等来调整精油种类和用量等，让孩子亲身感受精油的好处，也学习芳疗的使用方式。
同时也要提醒各位宝爸宝妈，精油虽然可以舒缓症状，但遇到紧急情况时，还是得到医院就诊，并遵医嘱。

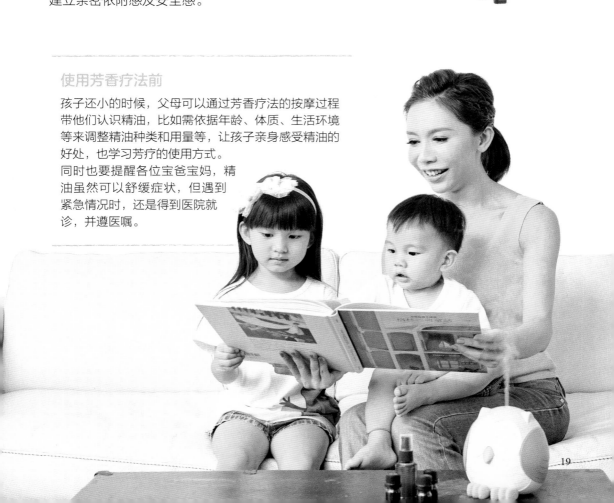

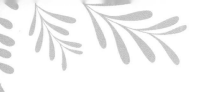

各年龄层儿童的芳疗剂量

许多人会有这个疑虑，成人与儿童的精油使用量一样吗？由于婴幼儿的循环比成人好、心跳频率也较快，当精油进入儿童体内，精油分子的流动速度会更快，所以不能把成人的精油剂量用在儿童身上，必须依年龄层有所区别，才能让儿童安全享受芳疗。

基底油是精油的最佳搭档

扩香使用的精油通常会加水稀释，即使是纯精油的扩香仪，在挥发到空气中后，浓度也会降低许多，不会对身体造成刺激。但如果直接涂抹在皮肤上，就得先稀释再使用。接下来，将向大家提供稀释的方法，还有各年龄层适合的浓度，使大家更方便使用。

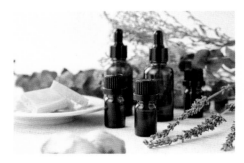

▲ 精油需用基底油或水稀释后再使用

🌿 精油不宜直接涂抹皮肤

精油属于高浓缩物质，直接涂在皮肤上太过刺激，也容易把表皮细胞的水分带走，使皮肤变得干燥且更敏感，尤其是肌肤娇嫩的儿童，更不建议直接涂抹精油。精油通常与基底油（植物油）混合稀释，相当于用基底油锁住精油分子，不仅可以减缓精油挥发的速度和降低刺激性，还有助于扩大按摩面积、避免浪费精油，同时达到滋润肌肤的功效。

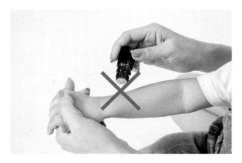

▲ 精油不可以直接滴在肌肤上

🌿 分龄儿童适合的芳疗法

年龄	芳香疗法						
	嗅吸	涂抹	按摩	沐浴	扩香	喷雾	冷热敷
6个月以下婴儿	✓	✓	✓		✓	✓	✓
7个月～1岁婴儿	✓	✓	✓	✓	✓	✓	✓
2岁以上儿童	✓	✓	✓	✓	✓	✓	✓

　　精油的使用方法有很多种，儿童与成人主要的差别在于剂量的调整，尤其是2岁以下的婴幼儿，更需要特别留意用量，并且避免长时间精油沐浴或使用浓度过高的精油扩香。除此之外，涂抹于婴幼儿（2岁以下）身上，必须避免刺激性精油，以免影响血液流速及尚未发育完善的肝脏系统运作。

儿童应避免使用的精油

迷迭香、肉桂、蓝胶尤加利、醒目薰衣草、冬青、鼠尾草、百里香等精油。

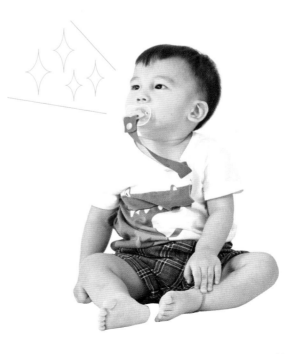

🍃 "日常护肤" 分龄稀释浓度

年龄层	精油稀释浓度（%）
6个月以下婴儿	0.5
7个月~1岁婴儿	1
2岁以上儿童	2以上
成人：身体	3
成人：脸部	0.25~1
老年人	1

儿童和老年人一样，身体和肌肤相对脆弱，因此在精油的使用上必须更谨慎，尤其是还在发育阶段的婴儿时期，除了慎选温和的精油种类，更需要注意剂量多寡。精油在某方面来说和药物一样，用久了容易产生抗性，所以刚接触精油的人，建议都从小剂量开始，再依照需求慢慢增加浓度。

🍃 "紧急情况" 分龄稀释浓度

年龄层	症状	精油稀释浓度（%）
婴幼儿	外伤	2~4
	内伤	2
成人	外伤	5~10
	内伤	5
老年人	外伤	2~4
	内伤	2

在一般情况下，婴幼儿的精油使用量必须依照年龄稀释。紧急情况下为了快速达到效果，剂量可以调整至2%~4%，但并非常态。此外，如果孩子出现异常病症，为了避免错误判断，在以芳疗缓解不适之余，也要尽快到医院让医生诊断，才能得到最确切的治疗。

常见外伤

瘀青、刀伤、轻微烫伤、擦伤、蚊虫咬伤、皮肤疹等。

常见内伤

咳嗽、气喘、支气管过敏、拉肚子、肠胃不适等。

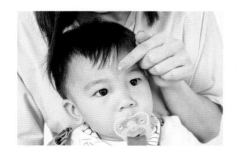

🌿 精油总滴数计算公式

　　精油的一次使用量很少，不好用毫升数精准计算，所以为了方便操作，在芳疗的使用上多半以"滴数"表示。精油算滴数的方法很简单，只要先找一个盛装的容器，知道总容量后，再乘以需要的稀释浓度就可以了，算法如下：

容器容量×稀释浓度×20＝精油总滴数

【举例说明】

10（毫升）×0.02（2%）×20＝4滴

→10毫升基底油加4滴精油，等于2%的浓度。

20（毫升）×0.02（2%）×20＝8滴

→20毫升基底油加8滴精油，等于2%的浓度。

▨ 容器容量
▨ 稀释浓度
▨ 精油滴数

精油稀释浓度与总滴数一览表

稀释浓度	5毫升瓶子	10毫升瓶子	15毫升瓶子	20毫升瓶子	50毫升瓶子
0.5%	–	1	–	2	5
1%	1	2	3	4	10
2%	2	4	6	8	20
3%	3	6	9	12	30
4%	4	8	12	16	40
5%	5	10	15	20	50
6%	6	12	18	24	60
7%	7	14	21	28	70
8%	8	16	24	32	80
9%	9	18	27	36	90
10%	10	20	30	40	100
15%	15	30	45	60	150
20%	20	40	60	80	200

常见的芳香疗法及其舒缓效果

精油种类多，芳疗的方式也很多。使用时，可以针对身心状态、需求、使用环境、手边工具，选择最适当的方式及精油。如想稳定情绪、舒缓鼻塞，可以选择扩香、喷雾、嗅吸方式；想解除疲倦、放松肌肉、缓解疼痛时，可通过按摩来减轻身体的不适。大家只要注意各项芳疗重点，婴儿与儿童也可以安全使用，让孩子通过吸嗅、按摩、扩香等方式舒缓症状。

嗅吸法

借由吸入精油分子，达到身心满足与保健效果的方式。可以将精油滴在掌心、碗、棉球、手帕、卫生纸等处，也有人喜欢将精油滴入镶缀着小容器的香氛项链中，挂在颈部。我自己最常用的方式是将精油滴于掌心后搓热，再捂住口鼻深呼吸，使香气进入体内，达到舒缓效果（很适合在感冒鼻塞或流鼻涕时使用）。幼童进行嗅吸时，父母必须陪在身边，以免用错方式导致反效果，刚开始让孩子嗅吸的时间不要超过30秒，等慢慢适应后，再延长至1~2分钟。

· 主要舒缓改善：呼吸道症状、精神状态不佳、情绪不稳、压力大等。

涂抹法

涂抹法是最常用的芳疗法，适合缓解疼痛、加速外伤的愈合。将精油与基底油（植物油）混合制作成油膏或乳液，涂抹于患处，或是脊椎、脚底等，经脊椎或脚底反射区的穴位达到身体对应

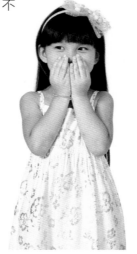
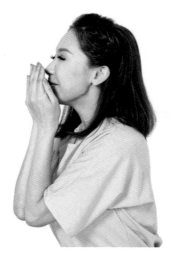

▲ 捂住口鼻深呼吸，将精油精华分子带入体内

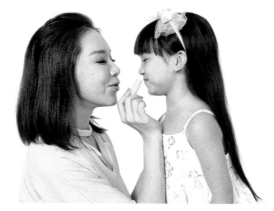

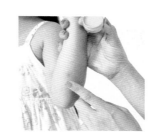

▲ 涂抹法可舒缓疼痛与保持肌肤健康

部位的舒缓。油膏与乳液的好处是方便携带及长效停留，我都会将准备好的蚊虫叮咬膏（请参考123页）放在孩子的书包里。

通过涂抹的方式可以随时保护伤口、加速伤口愈合、舒缓疼痛，让精油效果持久；基底油还可以滋润干燥或脱皮的肌肤，以及达到延缓精油挥发的作用。

· **主要舒缓改善：**疼痛、瘀青、外伤、蚊虫叮咬、皮肤疹等。

按摩法

按摩法是最原始，也是最有效将精油成分带入体内的保健方式。将精油与基底油（植物油）混合后，利用按摩手法使精油渗入皮肤，促进血液循环到达全身，有助于淋巴液的循环、排除体内毒素、提升免疫力、舒缓神经、缓解肌肉酸痛，但不建议吃饱后马上按摩。

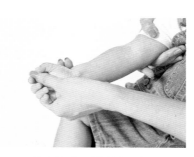

▲ 芳疗按摩可增进亲子关系

按摩也是最舒适的芳疗法，不论是脸部、身体、头皮的按摩，都有让人彻底放松的功效。除此之外，按摩也可拉近与家人的情感，平时或睡前为孩子按摩，能增加孩子的安全感与亲密情感。请留意婴儿与儿童所用的精油稀释浓度需比成人低，婴儿的精油浓度0.5%~1%、2岁以上儿童1%~2%、成人3%为佳。

· **主要舒缓改善：**肌肉紧绷或酸痛、抵抗力差、情绪紧张浮躁、失眠等。

沐浴法

儿童喜欢泡澡玩水，这也是沐浴芳疗最好的时机。沐浴有全身盆浴、局部手脚浴两种，通过热水将毛孔打开，精油会很快渗透到皮肤里，能达到放松肌肉、缓解疲劳的效果。

将2滴纯精油滴入儿童浴盆，加水至三分之二满（大约20升），加一点海盐或玫瑰盐，用手稍微混匀，就可以让孩子泡澡。若是一般长型浴缸，则以儿童用浴盆比例决定精油滴数。

记得水温不宜超过38℃，微温状态即可，以免增加儿童心脏负担，在泡澡后15分钟内取适量按摩油涂抹身体，按摩至吸收，加强肌肤保湿，并喝一杯温水，有助

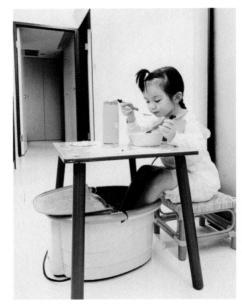

▲ 沐浴法包含全身浴、局部手脚浴

促进排毒，泡澡时间不超过20分钟为佳。或在沐浴露中加1~2滴精油，让孩子经搓揉清洗身体后再泡澡。通过沐浴法，同时可吸嗅精油滴入热水所散发的香气，与泡澡双重享受。

· **主要舒缓改善：**身心疲惫、情绪不稳、手脚冰冷、抵抗力差等。

扩香法

　　扩香法是最为温和且安全的扩香方式，将精油滴入水氧机或扩香仪中，让精油分子自然挥发，把萃取自草、花、果实中的精华均匀扩散至空气中，让香气飘散开来，达到净化空间的作用，同时，小朋友经呼吸道将精油吸入体内后，香气会进入下丘脑，达到身体与心灵的放松与舒压。

· **主要舒缓改善**：呼吸道症状、情绪不佳、净化空气等。

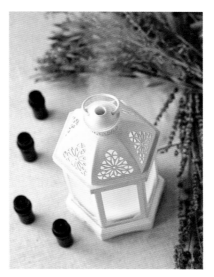

▲ 通过扩香器具辅助，可让精油均匀充满空间

看清楚精油可以用在哪！

使用精油前，一定要先了解手上这瓶精油的用途及纯度，请看清楚外包装标识，如果瓶身注明只能扩香，即表示不能涂抹在身体上，因为并不是每一瓶精油都可以用于皮肤！

喷雾法

　　在喷雾瓶内将精油与基底油（植物油）摇匀后，喷洒于空间可清新空气；或用来预防病毒传染，如消毒玩具；甚至装保湿水随时可喷于脸部（记得先闭上眼睛再喷），可舒缓肌肤，更适合稀释后使用，因为喷雾瓶喷洒出来的量比滚珠瓶或乳液瓶更少，所以适合大面积使用。喷洒时由上而下并留意切勿喷到自己或旁人眼睛。

· **主要舒缓改善**：净化生活空间、消毒玩具、预防病毒与蚊虫叮咬等。

冷热敷

又称覆盖法，脸盆中加冷水或温水，加入几滴精油和一勺盐后搅动均匀，把毛巾放入脸盆后沾湿，捞起毛巾后拧除多余水分，将毛巾敷在需要舒缓的部位10~15分钟，并用双手轻轻按压，让带有精油的水分渗入皮肤。如果是敷脸，记得闭上眼睛，有哮喘的孩子不宜使用此法，因为吸入热气容易引发哮喘。

冷敷具镇定安抚作用，可缓解头痛、发烧、眼睛疲劳、急性扭伤、皮肤晒伤；热敷可促进血液循环、肌肉放松等。

· **主要舒缓改善**：扭伤、头痛、发烧、疲劳等。

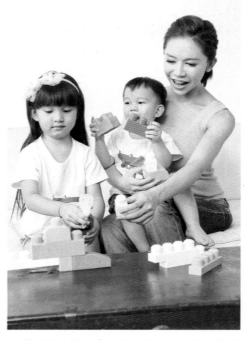

▲ 喷雾法也很适合用在需要大面积喷洒的清洁喷雾

基底油是精油的媒介

基底油又称基础油，是从花草、蔬菜、根茎、种子、果实中萃取的非挥发性油脂。基底油的主要成分是亚油酸，因萃取的原料不同而含量不同，可直接当作润肤护肤油。我们也可利用基底油稀释精油，比较常见并有修复肌肤功能的基底油为甜杏仁油、葡萄籽油、荷荷巴油、金盏花油、月见草油、葵花籽油、小麦胚芽油。

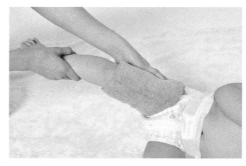

▲ 以冷热敷的方式沾湿毛巾，敷在需要舒缓的部位

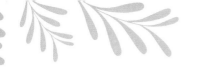

用脉轮和经络穴位增强芳疗功效

脉轮的理论源自印度，古印度人认为人体中线有七个主要脉轮，每一个脉轮对身心都有特定的能量及对应的颜色。中医的经络穴位也是，每个穴位皆有对应的器官。这两者的概念都是"气"的流动，只要配合精油芳疗按摩，对成人与儿童都能达到一定的身心修护作用。

呵护身心健康的脉轮能量

七个脉轮由下至上及其代表颜色为海底轮（红）、脐轮（橘）、太阳轮（黄）、心轮（绿）、喉轮（蓝）、眉间轮（靛）、顶轮（紫），这七大脉轮对应身体重要的器官、神经丛和内分泌腺体等，只要它们正常运作，就能达到身心的健康与平静；当某个轮堵塞不顺时，就能利用所属精油修复与调整。父母可以观察孩子的状态，找到适合宝贝的脉轮芳疗，达到保健身心的作用。

七大脉轮与建议精油

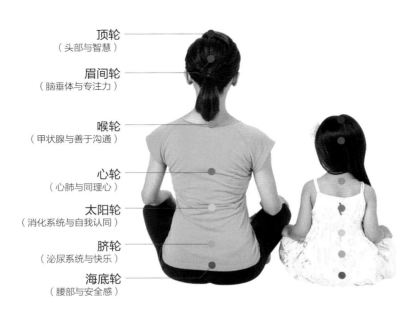

顶轮
（头部与智慧）

眉间轮
（脑垂体与专注力）

喉轮
（甲状腺与善于沟通）

心轮
（心肺与同理心）

太阳轮
（消化系统与自我认同）

脐轮
（泌尿系统与快乐）

海底轮
（腰部与安全感）

轮／颜色	位置	失衡症状	建议精油
顶轮（紫）	头顶中央	生理：失眠、头痛、脑部缺氧等 心理：沮丧、生活无重心、思考受限等	乳香、真正薰衣草、橙花、胡萝卜籽
眉间轮（靛）	眉心间稍下方	生理：头痛、眼睛疲劳、睡眠障碍等 心理：注意力不集中、判断力困惑等	大西洋雪松、乳香、冷杉、葡萄柚
喉轮（蓝）	喉部	生理：感冒、甲状腺、听觉问题等 心理：沟通能力差、情绪易波动等	茶树、香桃木、丁香、罗马洋甘菊
心轮（绿）	乳房中间	生理：心肺疾病、支气管炎、背部酸痛等 心理：缺乏同情心、易怒、消极态度等	柠檬、澳洲尤加利、香柠檬、苦橙叶
太阳轮（黄）	肚脐与肋骨中间	生理：肠胃不适、肾上腺失衡等 心理：烦躁焦虑、害怕、缺乏自信等	姜、柠檬香茅、岩兰草、茴香
脐轮（橘）	肚脐下方1寸	生理：抵抗力变差、泌尿系统问题等 心理：缺乏创造力、爱批评别人等	大西洋雪松、甜橙、玫瑰、快乐鼠尾草
海底轮（红）	脊椎骨尾端	生理：肥胖、便秘、腰痛、身体疲劳等 心理：缺乏活力与安全感、抑郁等	丝柏、永久花、广藿香、安息香

适合儿童的脉轮芳疗

1. 没有安全感：涂抹在脊椎骨尾端（海底轮），可增加安全感，提升对生命与生活的热情与活力，精油配方见96页。
2. 增加热情与活力：涂抹在肚脐下方1寸位置（脐轮），能让孩子的内心充满快乐与创造力，精油配方见100页。
3. 缺乏灵感：涂抹在咽喉位置（喉轮），有助于改善孩子的表达与沟通能力，精油配方见102页。

儿童常用的经络穴位

穴位遍布全身，每一种疾病都能找到相应的穴位，对于小朋友来说，最常用到的穴位为改善鼻塞的迎香穴、风池穴和印堂穴，以及消化系统的肾俞穴，可以舒缓他们的肠胃。父母可以通过这些穴位搭配适合的精油按摩舒缓儿童的身心状态，

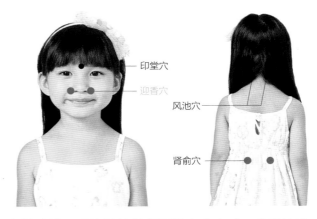

穴位芳疗按摩不像针灸之类的侵入性疗法，是比较简单舒适的安全方式，儿童的接受度也比较高。父母为儿童按摩的时候，可多留意以下重点，有助于提升效果及避免造成孩子不适。

按摩前

父母先清洁干净双手，若指甲比较长最好先剪短，并拿下戒指等容易刮伤皮肤的饰品，避免在按摩时造成孩子肌肤受伤。按摩前先将双手掌心稍微搓热，可提高精油效果。

按摩中

让小朋友采取最舒适的姿势，按摩不要忽快忽慢，保持平稳且缓慢，力道均匀，孩子才会觉得舒适。

按摩后

按摩完后，记得给孩子喝500毫升温开水，能促进体内排毒与新陈代谢。如果按摩完小朋友想要洗澡，尽量避免水温太低，最好用温热的水达到保暖和保健的作用。

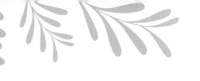

芳香疗法常见Q&A

Q1: 精油真的可以舒缓病症吗?

A: 古代没有药物的时候,人或动物生病时,就会到野外寻找有利于舒缓症状的植物,有的植物可直接食用,有些要先捣碎才能敷在不舒服的部位舒缓不适症状。当我们闻到美好的气味时,心情会愉快,比如到花园闻到花香味,香气通过嗅觉系统吸入人体,香氛会令人感到愉悦、忘却烦恼。精油是从植物萃取而来,有不同功效,它们所散发出来的气味就如同让我们走进大自然,闻到芳香味,身心自然会得到舒缓。

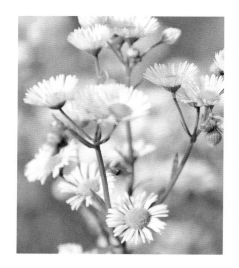

Q2: 成人和儿童的芳疗一样吗?

A: 完全不一样!就像到医院就诊,医生会根据患者的年龄、体重、症状程度等评估适合的药物、剂量及治疗方式一样,精油的种类和稀释浓度也会不同。婴儿、幼儿、儿童、成人的稀释浓度详见20~23页,原则上只要挑选刺激性低的精油,或是已经稀释好浓度比例的精油,都可以让小孩使用,但6个月以下婴儿因为皮肤发育尚未完善,代谢精油的速度较成人差,应谨慎使用。

Q3: 孩子不小心吃进精油或揉进眼睛怎么办?

A: 误食精油或不小心揉到眼睛时,不要马上喝水或用水清洗眼睛,会让身体更不舒服,不过,也不需要过度慌张,因为精油是植物萃取出来的,换个说法,就像在野外误食花草,只要确定手中的精油来源值得信赖,就不必担心有中毒的危险,但也不能因此大意。

精油是油性的，但刺激性较强，通常也不是小朋友喜欢的气味。如果不小心误食，可以让孩子喝一点基底油（植物油）稀释，减少精油对口腔或咽喉的刺激感；若精油不小心进入眼睛，同样可滴些基底油减轻不适（油不溶于水，无法冲洗干净），等到不适有所缓解，就可以拿干净的毛巾擦掉基底油。

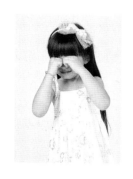

Q4: 如何分辨精油品质？

A: 可从精油的香气持久度以及外观上简易分辨。如果精油的香气扩散1小时后越来越淡，反而表示成分很纯，因为天然精油会在接触空气后逐渐挥发，不像合成精油浓郁呛鼻，而且香味可维持数小时以上。从外观看，纯精油质地似水且易挥发，和基底油混合后抹在皮肤，很容易被皮肤吸收；反之，如果品质不纯，可能会有酸败味重、触感油腻、不易挥发等现象。

Q5: 挑选基底油的重点与保存方法

A: 基本上纯天然无杂质、无人工化学成分的油就是好油，购买时宜留意产地、保存期限及成分纯度。基底油（植物油）与精油一样不能接触高温潮湿或阳光曝晒，也不宜接触空气太久，以免加速氧化。基底油不需要冷藏，因为有些油冷

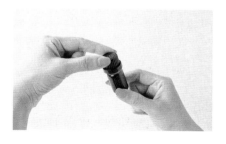

藏会凝固或结晶，使用不方便；冬天温度低时基底油（植物油）的流动性会变差，可以用手的温度或隔温水微微加热瓶身。

虽然植物油不会挥发，但含有丰富的不饱和脂肪，与空气接触后容易氧化产生酸败味，因此倒出使用量后应立即盖上瓶盖拧紧，或是分装小瓶避免开盖频繁，也可买小包装，快用完再买新的。开封后尽快使用，建议6个月内使用完为佳。

Q6： 为什么芳香疗法需要基底油？

A： 基底油（植物油）的英文为base oil或carry，为稀释精油的媒介。纯精油直接接触皮肤太过刺激，尤其用在儿童身上时，一定要经过稀释才行，这时候，基底油的存在就很重要。精油与基底油混合后，一方面可降低精油刺激性，另一方面也可以稀释精油浓度，避免一开始用精油用太重，之后遇到更严重的症状时，再多再好的精油都没有效果。

有些人会问："烹饪用油可以作为按摩或稀释用的基底油吗？"虽然炒菜用的油也是植物油，但因为萃取方式、所含物质不同，且用在身体的油分子需要更小才容易被皮肤吸收，所以建议选择专门作为芳疗按摩的植物基底油。

Q7： 适合儿童的基底油有什么特性？

A： 基底油有很多种，并且都是植物性的，含有丰富的矿物质和维生素。但什么情况用哪一种基底油搭配精油也是一门学问，比如脸部是油性肌肤，却用椰子油天天擦，这样反而会阻塞毛孔，让皮肤状态变得更糟糕。书中列举的7款常用基底油各有不同功效，只要了解其特性，与精油搭配后效果将事半功倍。

1. **甜杏仁油**：富含维生素、蛋白质和矿物质，成分温和具保湿性，适合各种肤质且容易被肌肤吸收，可以改善皮肤干燥、发炎或发痒，更适合肌肤娇嫩的儿童使用。

2. **葡萄籽油**：温和低刺激、质地清爽，没有太重的气味，非常适合用于儿童芳疗，并且富含抗氧化物质及维生素，可以舒缓湿疹、过敏等肌肤问题。

3. **荷荷巴油**：是一种液态蜡，亲肤性强、滋润效果好，对于儿童的细腻肌肤而言是很好的保湿品，而且含许多抗氧化物质，不易变质，适合居家常备使用。

4. **金盏花油**：古代常用于改善湿疹、发炎、搔痒等皮肤症状，也是制作婴儿护臀霜的常见植物油，本身含有接近SPF15的天然防晒成分。

5. **月见草油**：延展性佳、清爽容易被皮肤吸收，并含丰富的ω-6脂肪酸，可有效舒缓因皮肤干燥引起的发痒、敏感。缺点是气味较重，大多数情况会与其他植物油调和使用。

6. **葵花籽油**：温和不易过敏，具有一定的保湿效果，有助于改善皮肤干燥脱皮。由于产量高、价格亲民，是需要大量使用或是稀释精油时最常选择的植物油。

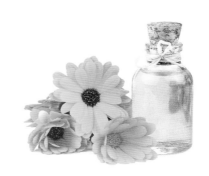

7. **小麦胚芽油**：质地黏稠浓厚，但保湿性强，天气太冷肌肤龟裂或是干燥时，可以配合精油达到快速修复的功效。

Q8：扩香用的机器有哪几种？

A：扩香用的精油量必须根据空间大小决定，空间越大使用量越多，约13平方米的大空间约需精油4滴（可视情况增减1~2滴），而市面上扩香仪种类很多，如何挑选适合自己的，以下举例说明。

1. **水氧式扩香仪**：个人较推荐这款扩香仪，能自行调整精油浓度，使用较安全，但挑选时要注意材质，因为纯精油浓度高，可能造成塑料分解，产生有害化学物质，所以选购时必须先确认扩香仪的材质，建议选择比较耐酸碱的PET、HDPE、PP材质，或是询问制造商欲购买的扩香仪可否使用纯精油，当然前提是这个品牌值得信赖。

2. **纯精油扩香仪**：因为没有加水稀释，精油的消耗量大，纯精油扩香仪常用在治疗性质，如小孩的气管问题需要使用扩香法，此时用纯精油扩香仪最佳，因为精油浓度最高，效果最好。呼吸道问题非常适合使用嗅吸法舒缓，当然也可以使用需要加水的水氧式扩香仪，只是吸入的精油成分就会比较少。

3. **夜灯型插电式扩香仪**：通常尺寸比较小，我个人觉得很危险，不建议使用。儿童或宠物很容易碰撞到导致精油渗入插座，有安全隐患。

4. **精油加热扩香仪**：精油加热不宜超过60℃，使用这种燃烧精油的扩香法，只是将精油成分烧完，但没有任何效果而且很危险，家里若有小孩或宠物也请避免使用这类扩香仪。

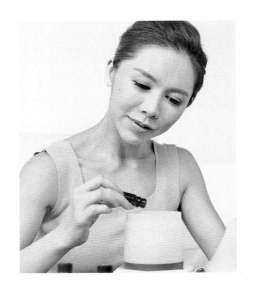

Q9：精油可以加入婴儿油中吗？

A：市售婴儿油大部分是矿物油制成，容易阻挡精油分子渗入皮肤，不适合用于芳香疗法，若婴儿油成分不明，因为无法评估加入精油产生的化学变化是否对皮肤有伤害，所以不建议将精油加入婴儿油使用。

Q10：制作居家清洁用品的重点

A：一般家里没有无尘设备，所以必须做好清洁消毒，将所有工具、装盛容器喷上75%酒精消毒，风干后使用。做好的清洁用品，因为已经混合了其他物料，成分不单纯、容易变质，不适合久放，建议酌量制作，现配现用。做好后尽快用完，若颜色与气味与一开始有差异，表示已经变质，必须停止使用。

因为精油已经和其他成分混合，所以制成的清洁用品成分不单纯，不宜一次做太多且尽快使用完，若发现颜色与气味与一开始有差异，表示已变质，就必须停止使用。

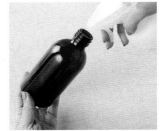

儿童一日芳疗生活示范

孩子是父母心中的宝，我们都希望在他们成长的路上成为他们的助力。而能够同时调节身心的芳香疗法，就是很好的辅助方式。这里我将依照小学生普遍的作息，提供"一日芳疗"给大家参考，一开始可由父母帮忙准备，一边教孩子所用的精油的特性，慢慢让他们自己操作。但建议小学以下的幼儿，由父母准备比较安全！

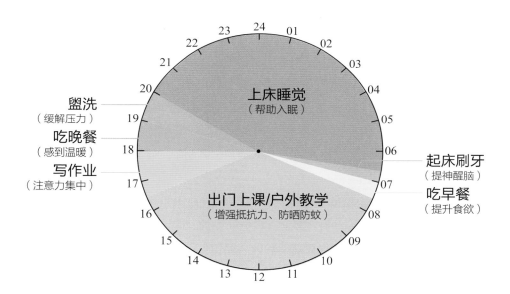

盥洗
（缓解压力）

吃晚餐
（感到温暖）

写作业
（注意力集中）

上床睡觉
（帮助入眠）

起床刷牙
（提神醒脑）

吃早餐
（提升食欲）

出门上课/户外教学
（增强抵抗力、防晒防蚊）

起床刷牙（06：40—07：00）

孩子早上赖床的时候，很适合用精油芳疗帮他们提神醒脑，可以在孩子起床前20分钟选择以下精油扩香，例如，薄荷、迷迭香、澳洲尤加利，或参考振奋精神的精油（101页）扩香，让宝贝的脑部苏醒，以充沛的精神来迎接一天的开始。

吃早餐（07：00—07：30）

刚起床可能没有食欲，可用柑橘类精油扩香，例如，柠檬、甜橙、柑橘、葡萄柚，这类精油闻起来香甜，很容易引起食欲，或参考食欲不佳时的精油配方（83页）扩香，让孩子开心享用早餐，补充满满的能量。

出门上课 / 户外教学（07：30—16：30）

穿袜子前，挑选可以帮助增强免疫力的精油（取数滴丁香、肉桂、迷迭香、柠檬、澳洲尤加利精油，和基底油混匀稀释），涂在孩子的脚底，可以参考肠病毒精油配方（87页）擦拭全身提升免疫力。学校偶尔有户外教学时，也可以为小朋友准备含有柠檬、香茅、茶树等精油的防晒喷雾（137页）、蚊虫叮咬膏（123页），让孩子放在书包中随身携带，或孩子出门前先在衣物上喷洒，这样的气味能让蚊虫不敢靠近，并叮嘱孩子每2小时喷一次，以持续精油在身上的时效性，预防蚊虫叮咬。

写作业（16：30—18：00）

晚餐后，孩子要开始写作业或准备明天的考试，但往往很难集中注意力，一会儿玩玩具，一会儿又看电视，很容易被外界影响。这时候可以用这几种精油扩香（例如，澳洲尤加利、乳香、德国洋甘菊、薄荷、茶树），让孩子的头脑保持清醒、集中注意力，或参考注意力涣散（89页）、健忘（94页）的精油配方，帮助宝贝顺利且有效率地完成作业。

吃晚餐（18：00—19：00）

在学校上课一整天，可能会遇到沮丧的事，我们可以给宝贝一个热情的拥抱，让他们感受温暖；若不习惯肢体接触的孩子，不妨在用餐时刻，选择能重拾信心与促进食欲的精油扩香（例如，香柠檬、大西洋雪松、薰衣草、柠檬、甜橙、茶树、岩兰草），或参考增加热情与活力的精油（100页）扩香，父母可以像朋友一样与孩子轻松聊天，听他分享今天在学校有趣的事和学习心得，借此增进亲子互动与情感。

盥洗（19：00—20：00）

睡觉前可以滴2滴真正薰衣草等放松与舒压的精油于浴盆，加水至三分之二满（大约20升），因为精油与水无法融合，所以可再加一点点海盐或玫瑰盐帮助油水混合，就能让孩子泡澡；若小朋友容易手脚冰冷，也可以换成姜精油改善体内循环，达到活血行气功效。或是同时加入这两种精油，让孩子身心获得舒缓。

上床睡觉（20：00—21：00）

父母可以趁孩子沐浴时，在棉被或枕头上滴些助眠的精油（例如，岩兰草、大西洋雪松、真正薰衣草、柠檬、苦橙叶），或是扩香（以扩香仪扩香20分钟就好，不需要整夜），能让宝贝的身体肌肉及大脑彻底放松，尽快进入甜美的梦乡。

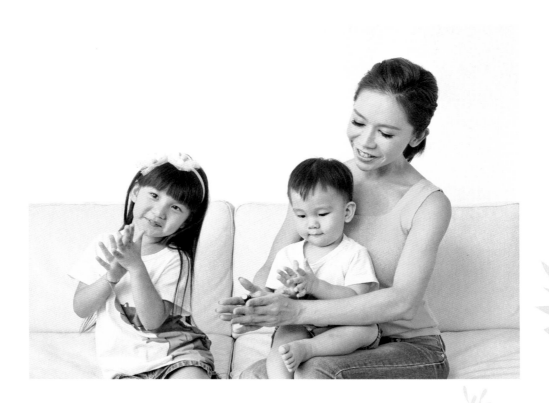

PART
2

方便取得，最适合儿童使用
常备精油&基底油

我们无法常走进森林吸取植物杀菌素，但却可以通过精油芳疗，以呼吸、皮肤吸收萃取自植物的精华成分，达到身心的平衡。精油的种类很多，在这个单元中，我站在母亲的角度，推荐几款最适合婴幼儿，较为常见、平价的精油和基底油，用简单的方式，让我们与孩子的生活和身心更加芳香美好。

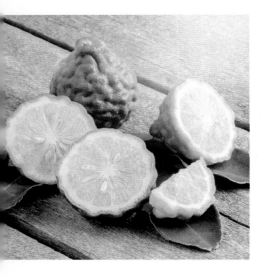

精油基本DATA

拉丁学名

Citrus aurantium bergamia

主要产地

意大利、法国、科特迪瓦、阿尔及利亚

科　别

芸香科

萃取部位

果皮

注意事项

① 香柠檬精油具光敏性，所以使用后12小时内避免在阳光下长时间暴晒，以免造成皮肤出现黑斑，甚至灼伤。

② 本身有致皮肤黑色素沉淀问题，应低剂量使用。

香柠檬 Bergamot

原产地在意大利、科特迪瓦等地区的柑橘类水果。叶子是椭圆形，小小的果实呈现手指前端紧握的状态。以低温压榨后沉淀取得的精油，甜美香气之中带有些许辛香味。

🌿 主要功效

生理： 祛痰；抗菌；促进食欲；改善黏膜炎、感冒、支气管炎、膀胱炎、尿道炎、鹅口疮、呕吐、湿疹。

心理： 改善睡眠质量、恐慌症；镇定精神。

🌿 建议使用方法

1　扩香仪或直接滴在手掌上嗅吸。

2　精油和基底油稀释后，涂抹在所需部位、穴位或脉轮。

🌿 本书应用

对症： 食欲不佳83页、睡眠质量差91页、愤怒95页、压力大98页

🧴 小霓怎么用？

我很喜欢用香柠檬为孩子与自己稳定紧张情绪，当孩子需要勇气和信心时，我会在女儿的手上滴香柠檬精油，让她嗅吸后，再将手掌上的香柠檬精油擦在脖子后方，让紧张的情绪稳定下来。若你的孩子面临考试或需上台表演、比赛时，也可试试这款精油。

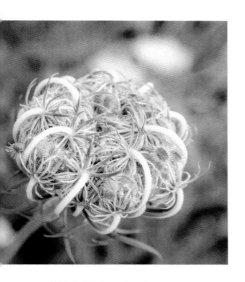

胡萝卜籽 Carrot Seed

胡萝卜籽精油中的胡萝卜素有助于孩子的骨骼发育，也可以调节压力、释放疲劳。胡萝卜籽可以制成基底油也可以做成精油，气味和我们平常食用的胡萝卜不同，带有独特的青草气息。

精油基本DATA

拉丁学名
Daucus carota

主要产地
法国、南美洲、荷兰、匈牙利

科　别
伞型科

萃取部位
种子

注意事项
用在皮肤比较敏感的儿童身上时，必须先经过稀释。

主要功效

生理：利尿、驱虫；修复皮肤；改善湿疹、皮癣、胀气；促进细胞再生。

心理：缓解压力；放松心情。

建议使用方法

1 扩香仪或直接滴在手掌上嗅吸。
2 精油和基底油稀释后，涂抹在所需部位、穴位或脉轮。

本书应用

对症：胀气、肠绞痛77页，湿疹82页，压力大98页
DIY：胡萝卜籽防晒乳液130页、胡萝卜籽防晒喷雾137页

小霓怎么用?

外出前，我会在掌心滴几滴胡萝卜籽精油和乳液，然后涂在孩子们的身上当防晒乳，防晒指数SPF37~40，因为很天然，所以我会1~2小时补涂一次，可维持防晒效果。

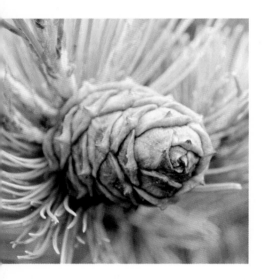

大西洋雪松 Cedarwood

原产地为美国，古埃及人习惯将大西洋雪松精油使用于木乃伊的防腐剂；西藏地区则将它当作香料使用。

精油基本DATA

拉丁学名

Cedrus atlantica

主要产地

美国、摩洛哥、中国

科　　别

松科

萃取部位

树皮

注意事项

① 用在皮肤比较敏感的孩子身上时，必须先经过稀释。

② 怀孕期间不宜将大西洋雪松精油使用于身体，会因此造成流产或早产，但可以扩香；大西洋雪松适合用来调整月经周期。

主要功效

生理：促进生发；改善头痛、病毒性咳嗽、流鼻涕、湿疹；消除疮痂、脓包；化痰；防蚊虫叮咬。

心理：改善注意力不集中、多动症；放松神经；稳定情绪。

建议使用方法

1 扩香仪或直接滴在手掌上嗅吸。

2 在所需部位、穴位或脉轮处滴上精油。

3 早上扩香可醒脑，下午扩香提高专注力，晚上扩香助好眠。

本书应用

对症：哮喘79页，注意力涣散89页，心浮气躁、精神亢奋90页，没有安全感96页，多动、静不下来97页，压力大98页

DIY：雪松柔顺洗发水126页

小霓怎么用？

最喜欢使用这瓶帮助家人、孩子尽快入睡，在睡前选择大西洋雪松扩香，就会更好入睡且睡眠品质佳。

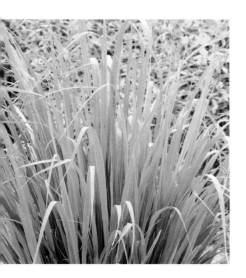

香茅 Citronella

香茅和泰式料理中时常出现的"柠檬香茅"是不同的植物。香气清新的香茅，是一种源自亚洲的草本植物，早期在中国台湾地区也曾经大量种植，出口"香茅油"。香茅精油中含有香茅醛及柠檬醛等成分，有天然驱蚊虫的功效，很常被运用在防蚊用品当中。

精油基本DATA

拉丁学名

Cymbopogon

主要产地

斯里兰卡、爪哇岛、马达加斯加、南非、中国

科　别

禾本科

萃取部位

叶片

注意事项

① 具有刺激性，建议先擦少许在肌肤局部，确认没有过敏问题后再使用。

② 香茅的气味浓郁，使用时先从小剂量开始添加，以免气味过重。

主要功效

生理：消毒抗菌；驱虫防蚊；止痛；调节消化系统。

心理：提振精神；镇静；赶走疲惫和恐惧。

建议使用方法

1 扩香仪或直接滴在手掌上嗅吸。

2 精油和基底油稀释后，涂抹在所需部位、穴位或脉轮。

本书应用

对症：蚊虫叮咬80页、消化不良85页

DIY：香茅防蚊喷雾136页、薄荷凉感喷雾137页

小霓怎么用？

香茅精油是著名的驱虫精油，我会在夏天蚊虫多的时候在室内扩香，不但有天然的防蚊功效，香茅的香气也有助于提神醒脑，更可以让我在工作的时候更加专注且有效率。

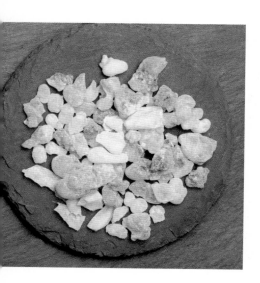

古巴香脂 Copaiba

　　古巴香脂精油是一种天然森林抗菌素，在巴西被称为"神油"，曾经拯救过无数巴西人民的性命。本身具有清新的木质香气，除可以保湿、滋润外，最特别的是在混合其他精油时有放大其他精油效果的作用。

🌿 主要功效

生理： 改善唇炎、牙龈发炎、上呼吸道感染、泌尿问题（例如，尿道炎、膀胱炎）；儿童长牙时可消炎止痛。

心理： 纾解紧张情绪。

🌿 建议使用方法

1　扩香仪或直接滴在手掌上嗅吸。
2　精油经基底油稀释后，涂抹在所需部位、穴位或脉轮。

🌿 本书应用

对症： 消化不良85页、肠病毒87页

精油基本DATA

拉丁学名
Copaifera officinalis, C. reticulata

主要产地
巴西、巴拉圭、阿根廷

科　别
豆科

萃取部位
从树木渗出的树脂中提炼

注意事项
一般剂量时，无任何安全顾虑。

🍶🍶 **小霓怎么用？**

当需要着重突出某种精油的效果时，我会滴些古巴香脂精油，让原本的精油效果更加分。比如希望薰衣草精油再强效些，就可以再加上古巴香脂精油来加强。若孩子有出牙痛，可在牙龈上擦一点古巴香脂精油舒缓。

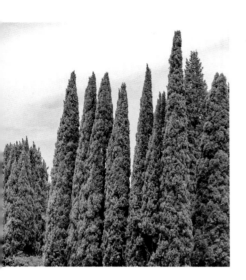

丝柏 Cypress

丝柏的植物名称，是从希腊语"sempervivens"一词衍生出来，意思为"长生不老"，多产于西班牙、法国等地，很常用于净化空间和提振精神。

精油基本DATA

拉丁学名

Cupressus sempervirens

主要产地

法国、西班牙

科　别

柏科

萃取部位

树枝

注意事项

① 如果孩子的皮肤较敏感，则必须先稀释后再使用。

② 怀孕期间不宜将高浓度丝柏精油直接用于身体，会导致血管收缩，可能导致流产或早产，但可以进行扩香。

主要功效

生理：① 改善尿床习惯（稀释后擦在肾脏处、后腰及下腹部）。

② 改善花粉症、气管发炎所引起的咳嗽及气喘。

③ 止鼻血（左边流鼻血擦在右边手臂可止血，右边的话则相反）。

心理：舒缓悲伤情绪与痛苦；缓解疲劳；帮助明确目标并立定志向。

建议使用方法

1 扩香仪或直接滴在手掌上嗅吸。

2 精油和基底油稀释后，涂抹在所需部位、穴位或脉轮。

本书应用

对症：鼻塞76页、哮喘79页、没精神93页、情绪低落92页

小霓怎么用？

如果孩子感冒流鼻涕，我会在他们睡觉时用丝柏精油扩香，可以改善夜咳及躺着睡觉时所引起的鼻涕倒流。若因为咳嗽而整晚睡不好，除了父母会担心外，孩子第二天精神也会不好。

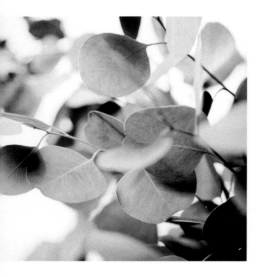

澳洲尤加利
Eucalyptus Radiata

　　原产地为澳大利亚，此品种的尤加利精油广泛被使用，是桉油含量第二高的树种（第一高为特级尤加利），因为醇类的含量较高，所以适合婴幼儿及老人使用。

🌿 主要功效

生理：舒缓尿道感染、疱疹、鼻窦炎、呼吸道感染；祛痰；预防蚊虫叮咬。

心理：稳定起伏不定的情绪；镇定心神；安定浮躁的情绪。

🌿 建议使用方法

1　扩香仪或直接滴在手掌上嗅吸。

2　精油经基底油稀释后，涂抹在所需部位、穴位或脉轮。

🌿 本书应用

对症：鼻塞76页、哮喘79页、肠病毒87页、情绪低落92页、没精神93页

DIY：尤加利消毒湿纸巾135页、尤加利玩具清洁剂138页

🧴 小霓怎么用？

孩子感冒时，我会使用澳洲尤加利精油扩香，让孩子的呼吸道舒服些；到户外游玩时，也会使用此精油来制作防蚊液或油膏预防蚊虫叮咬；清洗床具或衣物时，也能滴几滴到洗衣机里和衣物一起清洗，达到杀菌的效果。

精油基本DATA

拉丁学名
Eucalyptus radita

主要产地
澳大利亚、玻利维亚、中国

科　别
桃金娘科

萃取部位
叶部

注意事项
① 尤加利精油品种很多，使用在婴幼儿身上请选择澳洲尤加利精油最适合。
② 用在皮肤敏感者身上时，精油必须先经过稀释。
③ 一般剂量时，无任何安全顾虑。

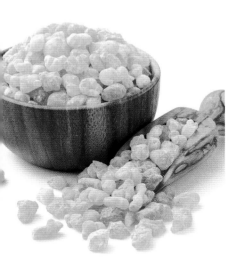

乳香 *Frankincense*

原产地为阿曼，是圣经中耶稣诞生时奉献的礼物之一，在中东地区称为"神圣油"，是一种珍贵的香料。

🌿 主要功效

生理： 增强免疫力；修护皮肤；舒缓哮喘、支气管炎、咳嗽、鼻膜炎、针眼、角膜；祛痰；预防白内障。

心理： 改善沮丧、抑郁、压力过大；稳定情绪；于冥想时释放负能量。

🌿 建议使用方法

1. 扩香仪或直接滴在手掌上嗅吸。
2. 精油经基底油稀释后，涂抹在所需部位、穴位或脉轮。

🌿 本书应用

对症： 咽喉疼痛75页，哮喘79页，蚊虫叮咬80页，烧、烫伤84页，消化不良85页，眼睛不适86页，皮肤痒88页，注意力涣散89页，没精神93页，愤怒95页，没有安全感96页，缺乏热情与活力100页，起床气101页，缺乏灵感102页

DIY： 茶树蚊虫叮咬膏123页、乳香保湿乳液128页、胡萝卜籽防晒喷雾137页

精油基本DATA

拉丁学名
Boswella carterii

主要产地
阿拉伯、印度、埃塞俄比亚、中国

科　　别
橄榄科

萃取部位
树木里流出的树脂

注意事项
① 用在皮肤敏感者身上时，精油必须先经过稀释。
② 一般剂量时，无任何安全顾虑。

🧴 小霓怎么用？

乳香精油属于万用精油，当只能选择带一瓶精油外出时，就带上它吧！需要时一定可以派上用场。

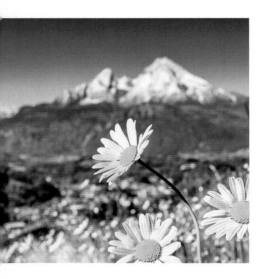

德国洋甘菊
German Chamomile

　　德国洋甘菊精油有着大海般的天蓝色，这是因为其中含有一个重要成分为天蓝烃，天蓝烃并非德国洋甘菊本身的颜色，而是蒸馏萃取后由母菊素（matricin）转化而成。

🌿 主要功效

生理：舒缓角膜炎、急性皮肤问题、尿布疹、湿
　　　疹；淡疤。

心理：改善失眠；平抚愤怒；安定神经。

🌿 建议使用方法

1 扩香仪或直接滴在手掌上嗅吸。

2 精油经基底油稀释后，涂抹在所需部位、穴位或脉轮。

🌿 本书应用

对症：蚊虫叮咬80页，尿布疹81页，湿疹82页，皮肤痒、异位性皮炎88页

DIY：德国洋甘菊护臀膏122页、德国洋甘菊镇静乳液130页、德国洋甘菊护唇膏141页

精油基本DATA

拉丁学名
Chamomilla recutita

主要产地
澳大利亚、北美洲、匈牙利

科　别
菊科

萃取部位
花朵

注意事项
① 用在皮肤敏感者身上时，精油必须先经过稀释。
② 孩子使用一般剂量时，无任何安全顾虑。
③ 怀孕期间不宜高浓度使用德国洋甘菊精油于身体，因其特点为通经活血，会因涂抹而提高流产或早产概率，但可以进行扩香。

小霓怎么用?

只要遇到皮肤需要处理的问题，我第一个想到的精油就是德国洋甘菊，使用后皮肤很快就能得到舒缓。

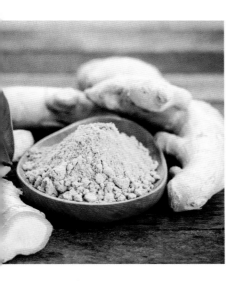

姜 Ginger

姜是常见的食材，原产于中国、印度。在中世纪可怕的"黑死病"时期，意外发现有吃姜习惯的人较少染病，因此被认定具有增强抵抗力的功效。

精油基本DATA

拉丁学名
Zingiber officinale

主要产地
中国、印度、斯里兰卡

科　别
姜科

萃取部位
从根与茎部提炼

注意事项
使用时必须稀释，浓度太高皮肤容易产生过敏反应。

主要功效

生理：改善恶心、胀气、肠胃不适、上吐下泻、支气管炎、食欲不振、生殖系统的真菌感染；帮助消化；祛寒；预防咳嗽、感冒；抗凝血；改善身体炎症。

心理：增加自信、意志力、活动力与创造力。

建议使用方法

1　扩香仪或直接滴在手掌上嗅吸。
2　精油经基底油稀释后，涂抹在所需部位、穴位或脉轮。

本书应用

对症：胀气、肠绞痛77页，拉肚子78页，哮喘79页，消化不良85页
DIY：香桃木舒咳膏123页、生姜御寒沐浴盐125页

小霓怎么用？

冬天时，我会在泡脚时滴入1滴姜精油，让孩子睡前泡脚，除了增强免疫力之外，还能保暖，使人气色变好。

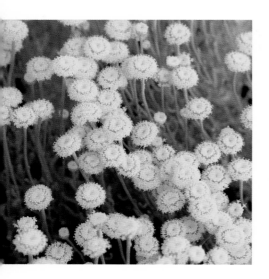

永久花 *Helichrysum*

原产地为法国、意大利与克罗地亚沿岸，永久花又名蜡菊、不凋花，即有永恒、长生不老的意思。永久花为山间野花，属早生植物，生长在沙地或岩地，因为生长区域艰辛，意味着它有强韧的生命力。

精油基本DATA

拉丁学名
Helichrysum italicum

主要产地
法国、意大利、西班牙、南斯拉夫

科　别
菊科

萃取部位
从花朵提炼

注意事项
使用时必须稀释，浓度太高皮肤容易产生过敏反应。

主要功效

生理：舒缓湿疹；淡疤；促进细胞再生；抗真菌；化痰；抗痉挛；抗病毒；利尿。
心理：缓解恐慌、抑郁、惊吓；稳定情绪。

建议使用方法

1 扩香仪或直接滴在手掌上嗅吸。
2 精油经基底油稀释后，涂抹在所需部位、穴位或脉轮。

本书应用

对症：尿布疹81页，湿疹82页，烧、烫伤84页，注意力涣散89页，没有安全感96页
DIY：胡萝卜籽防晒喷雾137页

小霓怎么用？

如果孩子身上有伤口，如跌倒时留下的伤口、蚊虫叮咬后的伤口等，担心留下疤痕，我会每天在疤痕处涂抹稀释后的永久花精油，可以修复与淡化疤痕。

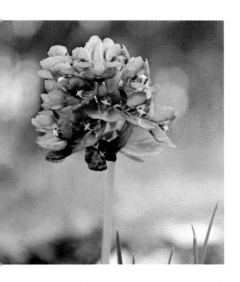

真正薰衣草 True Lavender

原产地为法国，是芳疗中最常被使用到的精油之一。

🌿 主要功效

生理：①舒缓呼吸道不适、支气管炎、扁条线炎、鼻黏膜炎、痤疮、皮炎、尿布疹、湿疹、荨麻疹。
　　　②修复与愈合伤口。
　　　③预防蚊虫叮咬。
　　　④止伤口疼痛。

心理：缓解神经紧张、压力；改善情绪低迷、睡眠问题；提升灵敏度；集中注意力。

🌿 建议使用方法

1 扩香仪或直接滴在手掌上嗅吸。
2 精油经基底油稀释后，涂抹在所需部位、穴位或脉轮。

🌿 本书应用

对症：发烧74页，蚊虫叮咬80页，尿布疹81页，湿疹82页，烧、烫伤84页，皮肤痒、异位性皮炎88页，睡眠质量差91页，健忘94页，愤怒95页，多动、静不下来97页，增添幸福感99页，缺乏热情与活力100页

DIY：德国洋甘菊护臀膏122页、薰衣草好眠沐浴盐124页、薰衣草保湿护唇膏140页

🧴 小霓怎么用？

小孩跌倒受伤是常有的事，一旦有伤口先不要冲水，请立即滴上真正薰衣草精油，可以加速缓解疼痛。

精油基本DATA

拉丁学名
Lavandula angustifolia

主要产地
法国、英国、澳大利亚、中国

科　别
唇形科

萃取部位
花朵

注意事项
① 用在皮肤敏感者身上时，精油必须先经过稀释。
② 薰衣草品种有39种，婴幼儿应使用"真正薰衣草"品种，切勿与醒目薰衣草（Lavandin）混淆。醒目薰衣草价格较低廉，但含有樟脑成分，不适合婴幼儿使用。除非是用来预防蚊虫叮咬，可以制成喷雾喷洒在婴幼儿衣物，避免直接接触肌肤。

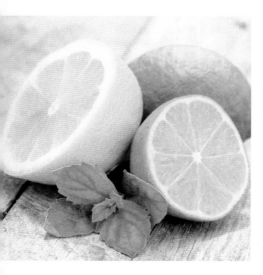

柠檬 Lemon

　　原产地为亚洲，柠檬精油是最容易取得而且不昂贵的精油之一，由亚洲传入地中海，在哥伦布时代传到美洲。

🌿 主要功效

生理：帮助消化；利尿；改善尿道感染、疱疹、鸡眼、皮肤发炎；控制皮脂分泌；缓解胃痛；解热；止血；止痒；抗菌。

心理：缓解压力与紧张情绪；帮助好眠。

🌿 建议使用方法

1　扩香仪或直接滴在手掌上嗅吸。
2　精油经基底油稀释后，涂抹在所需部位、穴位或脉轮。

🌿 本书应用

对症：发烧74页，咽喉疼痛75页，拉肚子78页，蚊虫叮咬80页，尿布疹81页，食欲不佳83页，肠病毒87页，心浮气躁、精神亢奋90页，睡眠质量差91页，愤怒95页，没有安全感96页，增添幸福感99页

DIY：德国洋甘菊护臀膏122页、茶树蚊虫叮咬膏123页、香桃木舒咳膏123页、柠檬消毒免洗洗手液132页、香茅防蚊喷雾136页、薄荷凉感喷雾137页、尤加利玩具清洁剂138页

精油基本DATA

拉丁学名
Citrus limon

主要产地
亚洲、地中海沿岸、巴西

科　别
芸香科

萃取部位
果皮

注意事项
柠檬精油具光敏性，所以使用后12小时内避免在阳光下长时间暴晒，以免造成皮肤出现黑斑，甚至灼伤。

🧴 小霓怎么用？

每当遇到顽固的污垢（例如，碗盘、水壶），在污垢处滴上几滴柠檬精油，等待15分钟，污垢就很容易被擦掉，或是贴纸撕下来后还有胶粘在物品上，很难擦拭干净，同样滴上柠檬精油，一定可以清除干净。

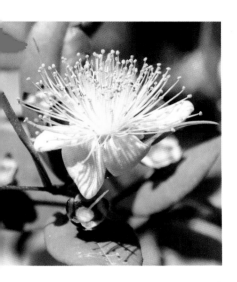

香桃木 *Myrtle*

原产地为北非，是常绿灌木，叶片衬托着5片花瓣的白色小花，散发出清新宜人的淡香味，闻起来令人感到素雅且舒服，除具有情绪稳定的作用外，杀菌、消毒的效果也很受人喜爱，很适合用在沐浴或改善空气品质上，让身心感受美好的香气净化。

精油基本DATA

拉丁学名
Myrtus communis

主要产地
突尼斯、摩洛哥

科　别
香桃木科

萃取部位
叶子

注意事项
禁止使用在黏膜组织和皮肤较敏感的部位。

主要功效

生理：舒缓呼吸道感染、肺部感染、鼻窦炎；改善甲状腺问题、皮肤过敏、肌肉痉挛。

心理：提振士气；拥有快乐的心情。

建议使用方法

1 扩香仪或直接滴在手掌上嗅吸。
2 精油经基底油稀释后，涂抹在所需部位、穴位或脉轮。

本书应用

对症：咽喉疼痛75页、情绪低落92页、起床气101页

DIY：香桃木舒咳膏123页

小霓怎么用？

当孩子感冒时，我会用香桃木精油扩香，让孩子的呼吸道获得舒缓；自己有时候咽喉不舒服，也会稀释至3%涂在咽喉处。

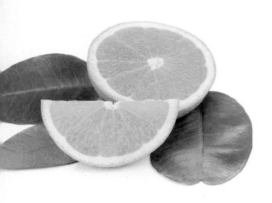

甜橙 Orange Sweet

中国、美国、意大利、南非都产甜橙精油，也是被广泛使用的一种精油，闻到甜橙精油会令人联想到阳光、快乐，充满正能量，是令人愉悦又温暖的能量精油。

主要功效

生理：可滴在食物中开胃；滴在牙膏里美白牙齿；改善皮肤炎症；止血；止痒；抗菌。

心理：帮助好眠；放松神经；抗抑郁；舒缓焦虑情绪。

建议使用方法

1 扩香仪或直接滴在手掌上嗅吸。

2 精油经基底油稀释后，涂抹在所需部位、穴位或脉轮。

本书应用

对症：食欲不佳83页，心浮气躁、精神亢奋90页，愤怒95页，压力大98页，增添幸福感99页，缺乏热情与活力100页

DIY：甜橙舒缓乳液130页、甜橙杀菌免洗洗手液133页、甜橙清香护唇膏141页

精油基本DATA

拉丁学名
Citrus sinensis

主要产地
美国、意大利、南非、中国

科　　别
芸香科

萃取部位
果皮

注意事项
甜橙精油具光敏性，所以使用后12小时内避免在阳光下长时间暴晒，以免造成皮肤出现黑斑，甚至灼伤。

小霓怎么用?

用餐的时候，我会使用甜橙精油扩香或滴1滴于做好的食物中，让孩子容易有饥饿感，并觉得眼前的食物看起来更加美味。

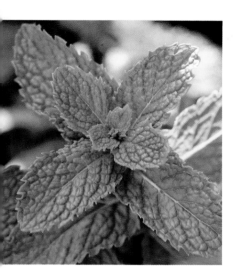

薄荷 Peppermint

原产地北美洲，薄荷在古时候常被用来提神醒脑及改善消化道问题，止痒效果也很好，是被人们广泛使用的一款精油。

🌿 主要功效

生理：止痒；改善头痛、肌肉酸痛、鼻塞、咽喉不适、支气管炎；抗菌与病毒；抑制食欲、恶心；消除口臭。

心理：提神醒脑；稳定情绪；安抚愤怒。

🌿 建议使用方法

1 扩香仪或直接滴在手掌上嗅吸。

2 精油经基底油稀释后，涂抹在所需部位、穴位或脉轮。

🌿 本书应用

对症：发烧74页，胀气、肠绞痛77页，拉肚子78页，哮喘79页，蚊虫叮咬80页，没精神93页，健忘94页，起床气101页，缺乏灵感102页

DIY：薄荷凉感喷雾137页

小霓怎么用？

孩子被蚊虫叮咬或皮肤发炎时常常抓个不停，导致伤口无法愈合。此时我会将薄荷精油稀释至0.5%后涂抹止痒。由于哺乳期我夜晚需要亲喂，有时候躺喂到自己睡着了，早上起来落枕，或是抱宝宝有腱鞘炎、腰酸背痛，我也会在疼痛处擦上薄荷后稍微按摩，达到舒缓效果。

精油基本DATA

拉丁学名

Mentha piperita

主要产地

北美洲、法国、西班牙

科　　别

唇形科

萃取部位

叶片

注意事项

薄荷为常见精油，但有些商家希望获得更多利润而使用劣质油或将香精掺入其中，所以使用在孩子身上时，需多小心，请买放心的品牌。另有一说法，婴儿不宜用薄荷精油，其实是不能使用"人工化学制造"的薄荷醇，天然的薄荷醇是可以的，但需要注意浓度。

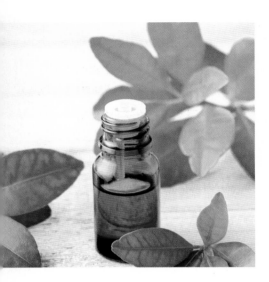

苦橙叶 Petitgrain

原产地为南美洲巴拉圭，有着悠久的使用历史，一开始闻到有苦味，接着转变为柑橘的气味，是一款两段式香气的精油。因为本身的化学分子接近橙花，具有抗郁作用，而且价格不似橙花高，所以又被称为"穷人的橙花"。

主要功效

生理：舒缓呼吸道感染；抗痉挛；改善皮肤问题与止痒。

心理：改善焦虑情绪；帮助天天好眠；克服情感创伤。

建议使用方法

1 扩香仪或直接滴在手掌上嗅吸。
2 精油经基底油稀释后，涂抹在所需部位、穴位或脉轮。

本书应用

对症：心浮气躁、精神亢奋90页，睡眠质量差91页，愤怒95页

精油基本DATA

拉丁学名
Citrus aurantium

主要产地
巴拉圭、法国、意大利、摩洛哥

科　别
芸香科

萃取部位
叶子、树枝

注意事项
① 用在皮肤敏感者身上时，精油必须先经过稀释。
② 一般剂量时，无任何安全顾虑。

小霓怎么用？

睡觉前，我会使用苦橙叶精油扩香，可以帮助家人和孩子快速入眠，睡眠质量很高。

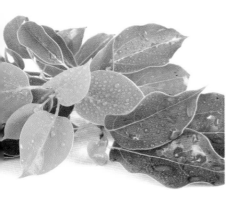

罗文莎叶 Ravintsara

原产于马达加斯加，有白胡椒的辛香味，带有些许清凉感，虽然学名有"叶"字，但却是从树枝和树干中蒸馏萃取而来的，非常特别。罗文莎叶精油用途很多，最常见的就是预防感冒，尤其是在刚有初期征兆的时候，可以迅速舒缓，避免病情恶化。

主要功效

生理：改善呼吸道感染、病毒感染、肺部感染；改善感冒症状。

心理：提神醒脑，集中注意力。

建议使用方法

1 扩香仪或直接滴在手掌上嗅吸。

2 精油经基底油稀释后，涂抹在所需部位、穴位或脉轮。

本书应用

对症：发烧74页、肠病毒87页

DIY：罗文莎叶抗菌沐浴盐125页

精油基本DATA

拉丁学名
Cinnamomum camphora

主要产地
马达加斯加

科　别
樟科

萃取部位
树枝和树干

注意事项
① 用在皮肤敏感者身上时，精油必须先经过稀释。
② 一般剂量时，无任何安全顾虑。

小霓怎么用?

当孩子感冒时，我会用罗文莎叶精油扩香，达到净化空气的作用，并且稀释后擦在孩子的身体上，能帮助杀菌、舒缓咽喉不适。

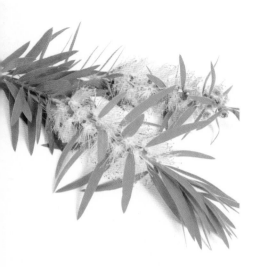

茶树 Tea tree

又称为"澳洲茶树"，古代澳大利亚的原住民常常把茶树的树叶剁碎，然后通过口鼻将香气吸入身体，可以缓解感冒、呼吸道感染，或是将剁碎的茶树叶外敷于伤口加速愈合。

精油基本DATA

拉丁学名
Melaleuca alternifolia

主要产地
澳大利亚、法国

科　　别
桃金娘科

萃取部位
叶片

注意事项
①用在皮肤敏感者身上时，精油必须先经过稀释。
②一般剂量时，无任何安全顾虑。

小霓怎么用？

洗衣服的时候，我喜欢滴几滴茶树精油，洗完后的衣服就会有清新的气味，还可以达到杀菌效果。

主要功效

生理：抗菌；缓解口腔发炎、牙龈发炎、鹅口疮、皮肤问题、膀胱发炎、肺部感染；预防流行性感冒。

心理：舒缓用脑过度、焦虑；促进心情愉悦。

建议使用方法

1 扩香仪或直接滴在手掌上嗅吸。
2 精油经基底油稀释后，涂抹在所需部位、穴位或脉轮。

本书应用

对症：鼻塞76页，蚊虫叮咬80页，尿布疹81页，肠病毒87页，皮肤痒、异位性皮炎88页
DIY：德国洋甘菊护臀膏122页、茶树蚊虫叮咬膏123页、茶树舒爽洗发水127页、茶树杀菌湿纸巾134页、香茅防蚊喷雾136页、薄荷凉感喷雾137页

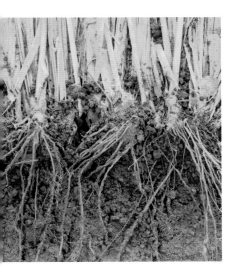

岩兰草 *Vetiver*

岩兰草是耐旱植物，所以它的根部相当发达，能深入土壤深处，也因为根部紧紧抓住土壤，所以能保护土壤的表面不容易被侵蚀。岩兰草的气味不像草，闻起来带有些许土味。

🌿 主要功效

生理：改善皮肤问题、关节炎、血管炎症。

心理：改善注意力不足、多动症、产后抑郁；帮助好眠；缓解焦虑；舒解压力。

🌿 建议使用方法

1 扩香仪或直接滴在手掌上嗅吸。

2 精油经基底油稀释后，涂抹在所需部位、穴位或脉轮。

🌿 本书应用

对症：注意力涣散89页，睡眠质量差91页，多动、静不下来97页

🧴 小霓怎么用?

当孩子白天玩得太开心睡不着，我会用岩兰草精油扩香，帮助他们尽快进入梦乡。我曾遇到一位多动症儿童，吃饭时一会儿站起来跑来跑去、过一会儿又摇头晃脑说不停，于是我用岩兰草精油稀释至3%后擦在他的手腕，没过多久，总算可以安静吃完一顿饭，他的妈妈很开心，一直向我说谢谢，我也很欣慰。

精油基本DATA

拉丁学名
Vetiveria zisanoides

主要产地
海地、印度、印度尼西亚爪哇岛、留尼旺岛

科　别
禾本科

萃取部位
根部

注意事项
① 用在皮肤敏感者身上时，精油必须先经过稀释。
② 一般剂量时，无任何使用的安全顾虑。

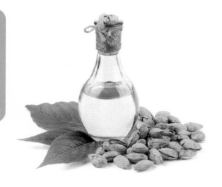

甜杏仁油 Sweet almond oil

原产于中东，后来美国加利福尼亚州及地中海沿岸都有种植，毛茸茸的果实呈淡绿色，花朵颜色为红色或白色。杏仁有南杏（甜杏仁）、北杏（苦杏仁）区别，苦杏仁具有毒性，所以不宜出现在芳香疗法中。

基底油基本DATA

拉丁学名 *Prunus amygdalus var.dulcis*

科　别 蔷薇科　　萃取部位 种子

注意事项
中性温和，原料中没有刺激性成分，所以可以安心使用，但对坚果类过敏者禁用。

🌿 建议使用方法

甜杏仁油是芳香疗法的必备油品，特点是不会被皮肤快速吸收，所以为孩子按摩时，可以有保持较长时间的润滑作用，而且适合各种肤质，是护肤美容圣品。

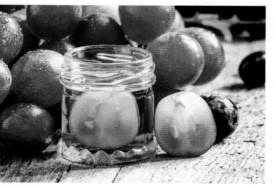

葡萄籽油 Grape seed oil

大多数葡萄籽油所含的亚油酸比例达总脂肪酸的70%，而且含有大量的原花青素，同时具有高抗氧化物质及丰富的维生素B_1、维生素B_3、维生素B_5、维生素C、果糖、矿物质等，可以增强免疫系统、活化细胞再生，并促进血液循环，对心脏、血管方面有很大的帮助。

基底油基本DATA

拉丁学名 *Vitis vinifera*

科　别 葡萄科　　萃取部位 种子

注意事项
若衣裤布料材质沾到葡萄籽油，请立刻清洗，否则会因油脂氧化而产生臭味。

🌿 建议使用方法

质地清爽、温和不刺激，适合作为按摩油，并有清洁皮肤的特性，可以当作卸妆基底油。

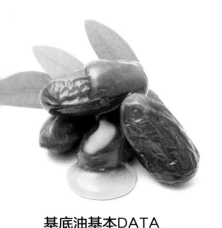

荷荷巴油 *Jojoba oil*

荷荷巴油是墨西哥原生植物荷荷巴的萃取物，属于液态蜡，温度低时会凝固，所以不宜放冰箱保存。荷荷巴油含丰富的维生素E，是天然抗氧化剂，所以不容易变质，还含有矿物质、蛋白质、豆蔻酸、植物蜡等物质，是很好的滋润油和保湿油。

基底油基本DATA

拉丁学名 *Simmondsia chinensis*

科　别 油蜡树科　　萃取部位 种子

注意事项

荷荷巴油不需要冷藏，但如果是透明无色的，则成分存疑，请不要使用。

建议使用方法

荷荷巴油和抹香鲸油脂相似，可以让皮肤生成的水油达到平衡，和肌肤的相容性高，能舒缓牛皮癣、异位性皮炎、青春痘，达到消炎、滋润头发和皮肤的效果。

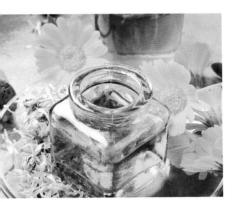

金盏花油 *Calendula oil*

金盏花油是将金盏花浸泡在植物油中制成，使用历史悠久。印度人称金盏花为神圣之花，古埃及人则认为它能延年益寿、延缓衰老；在美国南北战争时期，医生也使用金盏花油治疗伤口。由于含有天然的矿物质和维生素C，具有良好的滋润效果，可以舒缓镇静肌肤。

基底油基本DATA

拉丁学名 *Calendula officinalis*

科　别 菊科　　萃取部位 花朵

注意事项

为外用基底油，请勿吞食及接触眼睛，请置于儿童不易取得的地方。

建议使用方法

舒缓蚊虫叮咬、牛皮癣、湿疹，对过敏体质也有舒缓的功效，与精油搭配后效果更好。

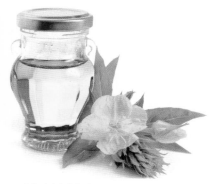

月见草油 *Evening primrose oil*

月见草的气味不是很好闻，只会在夜间开花，日出即凋谢，月见草油是从植物月见草的种子所提炼出来的油脂，常用来制作保健食品，也能改善儿童的多动症。

基底油基本DATA

拉丁学名 *Oenothera biennis*

科　　别 柳叶菜科　　萃取部位 种子

注意事项

① 短期服用安全，长期使用安全性不明确。
② 轻微副作用有头痛和胃痛。
③ 孕妇、癫痫患者、吃华法林抗凝药、凝血功能异常的人群慎用。

建议使用方法

适用改善异位性皮炎、湿疹、类风湿性关节炎；可当作润肤油使用，能预防肌肤干燥，擦在指甲能预防指甲断裂，对于妇科疾病（例如，经前症候群、气血不足）也有帮助。

葵花籽油 *Sunflower seed oil*

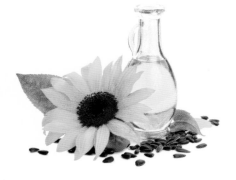

原产于南美洲，现在美国、法国、地中海等国家和地区都有种植。葵花籽油是从葵花籽中萃取的油，质地较甜杏仁油等高保湿性的油脂清爽，适合中性肤质使用，并且含丰富矿物质和维生素，可以温和修护肌肤。由于使用普遍、价格平实，也常于需大量使用的浸泡油。

基底油基本DATA

拉丁学名 *Helianthus annuus*

科　　别 菊科　　萃取部位 种子

注意事项

不宜选购食用葵花籽油，因为经过精炼，所以无法使用于芳香疗法。

建议使用方法

选择颜色偏黄的油比较好，如果冬天与姜精油搭配使用，擦在手脚等处更加强保暖的效果，但不是身体所有的疼痛症状都适用。

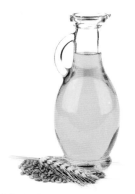

小麦胚芽油 *Wheatgerm oil*

原产于亚洲西部，现遍布于世界多国，是由小麦胚芽经过浸泡或压榨出的油脂，呈浅咖啡色，维生素E含量特别高，是公认的营养保健功能性的油脂。

基底油基本DATA

拉丁学名	*Triticum aestivum*
科 别	禾本科

萃取部位	胚芽

注意事项

对小麦过敏者，使用前必须先测试过敏反应。

🌿 建议使用方法

做成油霜可以滋润皮肤，但因为黏稠比较难推开，所以不适合按摩皮肤，建议与乳液搭配后按摩。

基底油有一定要用哪种吗？

上面列的这几种纯植物油，都可依照自己的需求，自由选择使用，也可以购买混合好的植物油，只是要确认成分是否单纯、天然，才不会对宝宝细嫩的肌肤造成伤害。

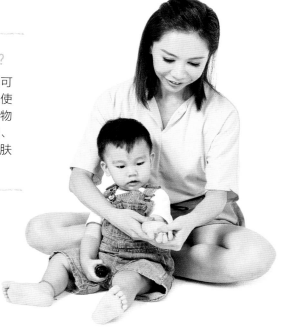

COLUMN 专栏

一定要知道的精油小知识

面对琳琅满目的精油种类和品牌时，你是不是感到眼花缭乱？不知道该如何判断品质，怎样保存，不确定哪些症状对应哪些使用禁忌呢？其实要进入芳疗的世界很简单，只要掌握几个小技巧，就可以轻松挑选、不怕用错！

成为挑选精油高手

买到便宜的精油，会担心品质有问题；买到贵的，又担心当了冤大头，是不是很苦恼呢？只要学会以下两大原则，下次在挑选时一定能轻松自在不慌张，成为精油挑选与购买的高手！

注意精油的成分与来源

天然纯精油萃取不易，而市面上有些精油公司为了降低成本而加入人工香精或是劣质精油后销售，当人体使用了成分不纯的精油，无论扩香还是涂抹方式，极有可能对我们的健康和皮肤造成危害！所以当我们选购精油时，一定要注意精油的成分和品质。而且精油非越香越好，当你拿到的精油香味持久度非常久，甚至香到令人头晕不舒服时，这样的精油极有可能含"人工香精"。

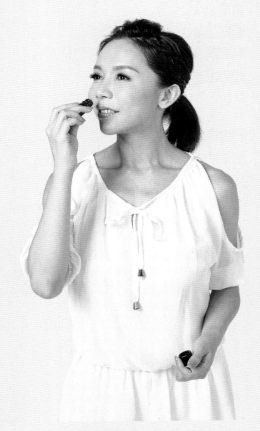

▲ 品质好的精油闻起来舒服，若香味令人头晕则可能含"人工香精"

所以，当我们在挑选精油时，请先了解精油的成分与来源（产地），我们可以通过网络查询生产企业的相关信息，甚至直接询问店员，若店员无法清楚说明自家产品的相关内容，或是只提供模棱两可的官方说法，则表示这个产品或许有很大的疑虑，建议别逗留了，赶快到别家买吧！

🌿 选择深色玻璃瓶的包装

如果看到精油装在透明瓶罐中，请勿购买，天然纯精油宜选购装在"深色或不透明"玻璃瓶里，才能获得安全有效的保存。因为精油畏光，装在深色或不透明玻璃瓶，可避免被阳光照射而使精油中的成分变质。另外，也别购买用塑料瓶装的精油，高纯度的精油不会随意装在塑料瓶里，不但容易变质，还有可能因为品质不良的塑料出现溶胶而产生有毒反应。

或许有人有疑虑："精油瓶的盖子是塑料的，这样也会产生有毒物质吗？"不用担心，由于瓶盖不会像瓶身长时间被精油接触浸泡，所以不会有此问题，但如果精油被倒着放，依然可能因为长时间接触塑料而产生有毒物质。

精油品质好坏测试

你可以拿一张纸试验，滴1滴需测试的精油在卫生纸上，如果15分钟没有晕开代表这瓶精油的品质够纯；若有两层油渍，意思是油水分离，即表示这瓶精油纯度不足，或许掺杂其他不明物质，建议最好别购买。

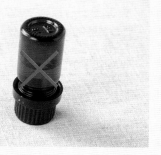

▲ 精油倒着放，容易变质及产生毒素

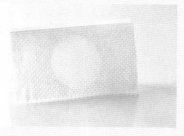

▲ 滴在纸巾上后，没有产生双层油渍，才是品质好的精油

精油的使用与保存

当自己挑到适合家人和孩子的精油，带回家后却忽略天然纯精油的保存方法，导致纯精油在短时间内变质，一定觉得很可惜且浪费钱，所以我们更需要学会正确的精油保存方法，让买回来的精油物尽其用。

🌿 接触精油前双手需保持干净

天然纯精油接触到其他物质容易变质。首先，使用精油时，周围的环境不够干净，或手还没清洁过就触碰精油，会导致变质。所以在接触精油前，必须把手部清洁干净再使用精油。其次，打开精油瓶盖后，手指不宜直接接触瓶口，这样才能保持精油的纯净。

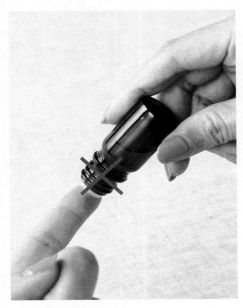

▲ 手指直接接触瓶口，手上的细菌和脏污容易污染精油

🌿 精油打开后尽快使用完

打开天然纯精油后请尽快用完，因为纯精油在接触空气后，就会慢慢开始变质，虽然没有杂质的纯精油保存期限很长，但只要长时间接触空气或其他物质，精油的品质依然很容易受影响，最好可以在一年内用完为佳。

🌿 精油务必稀释后使用

天然纯精油的浓度相当高，所以使用时一定要稀释，而稀释的方法可以通过植物基底油，尤其是用在婴儿与儿童的身体，其浓度更应低于成人，若精油浓度太高会对孩子造成身体负担且浪费精油，请记得"使用精油的浓度不是越浓越好"，应"由轻至重"。

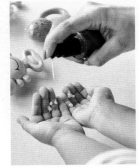

▲ 使用在肌肤上的精油，要先经过稀释

精油的保存重点

- 使用不透光的遮光玻璃瓶。
- 避免高温潮湿，放在干燥阴凉处。
- 每次使用时，确保双手干净。
- 使用后尽快盖上盖子，减少与空气接触。
- 请勿放入冰箱。

🌿 使用前先确认皮肤敏感度

接触新品牌或新类别的精油前，可以先取1滴擦在孩子的耳后或手臂内侧，因为这是人体皮肤较薄的部位，待30分钟后，若有红肿、发痒、不舒服的症状，即表示可能此款精油的品质不良或浓度太高，又或是这瓶精油不适合孩子使用，这时候父母就可以换其他同样效果的精油试试看，一定可以找到适合宝贝的精油。

🌿 保存时应避开高温潮湿处

天然纯精油最怕温度高，制作精油护肤品或清洁用品时，若需加热宜控制在60℃以下，温度太高易破坏精油成分而导致变质，甚至失效。平时保存精油，应避免放置高温或潮湿处，纯精油必须放在阴凉干燥的地方保存，最好的方式为放于木盒中，这样不仅让精油维持原有的品质，也能使精油保存更久。

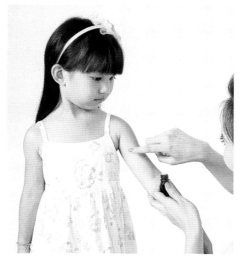

▲ 取1滴精油涂抹于孩子的手臂内侧，可判断皮肤对此款精油的敏感程度

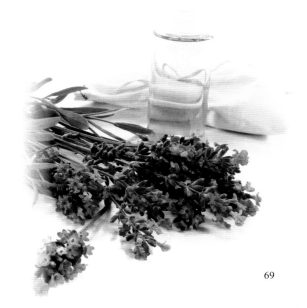

使用精油的禁忌

　　虽然精油芳疗对我们的身心有很好的帮助，但若遇到下列症状，例如，癫痫、高血压、怀孕等，在挑选精油时，则需注意哪些种类不宜使用，还需注意儿童使用精油的禁忌，在此列出几项我的经验给大家参考。你只要花点时间了解精油的特性与使用方式，调整好浓度比例，就可让全家人轻松感受精油的香气魅力与对身心的好处。

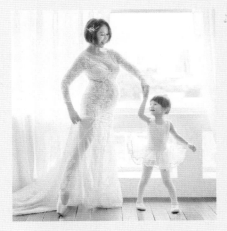

▲ 怀孕期间使用精油需要特别谨慎

身体有哪些症状不宜使用精油？

1. 癫痫者：禁用迷迭香、牛膝草、茴香、罗勒、鼠尾草精油，这些精油具有高度刺激特性。
2. 癌症患者或肿瘤：必须取得医生同意并确认对病情不会有影响的情况下，才可使用精油。
3. 高血压：慎用丝柏、牛膝草精油，因为容易收缩血管而导致血压异常。
4. 血友病：这类患者的凝血功能不佳，身体若有瘀青或出血则会有危险，所以不适合用精油进行身体按摩。
5. 怀孕：怀孕初期与后期禁止使用精油，中期可使用低浓度精油，但刺激性精油禁用（例如，玫瑰、冬青、迷迭香精油），以免导致流产。

🌿 儿童宜避免使用的精油

　　由植物萃取而成的天然纯精油，用其扩香就像在户外闻到大自然的气味，如果是扩香法，对于小朋友几乎不会造成任何伤害，除非精油不纯，或含有人工香精或其他有害化学物质，如此通过扩香或嗅吸后，对成人或儿童都会造成可怕的影响，例如，神经系统、大脑受损，所以身为父母必须清楚手上的精油是否为纯精油，成分安全且来源可靠。气管极为敏感的儿童闻到刺激的气味容易感到不适，但很少见。

　　右页提供的精油，若使用在婴儿与儿童的皮肤，可能会导致儿童身体过敏与刺激，建议应避免使用，或是先咨询专业医生。

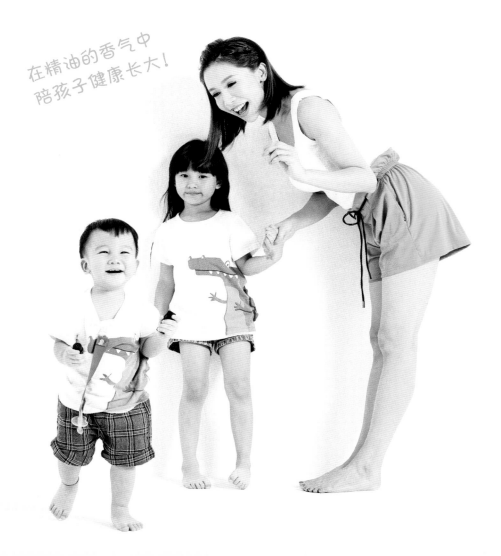

儿童芳疗应避免使用的精油

1. 肉桂皮、百里香、醒目薰衣草：含有樟脑、龙脑等成分。
2. 迷迭香：婴儿、儿童与罹患高血压及癫痫患者不宜使用，容易导致血液流动过快。
3. 蓝胶尤加利、牛膝草：较为刺激，使黏膜容易干燥而造成不适。
4. 冬青：不容易代谢，儿童的代谢系统发育尚未成熟，所以不宜使用。
5. 鼠尾草：成分中含化学物质侧柏酮（thujone），易影响孩子尚未发育完善的肝脏系统。

在精油的香气中
陪孩子健康长大！

对症舒缓，温和有效

带孩子远离
身心的不适症状

孩子在成长的过程中，难免会遇到身体和心理方面的大小症状，拉肚子、发烧、皮肤炎症、跌倒擦伤、不专心、多动等都是常有的事，让当父母的我们，无法停止担心害怕。这时候，如果懂得运用精油的天然力量，就能有效瓦解这些难题，给自己和孩子更安心快乐的生活。

身体问题 ① **发烧**

　　轻微的发烧有益消除身体里的病菌，但当体温超过38℃时就必须注意。这时候我会使用下面这个配方直接涂抹孩子全身各部位（避开头发），大腿内侧、腋下、膝盖后窝可多抹一些，每1～2小时涂抹一次全身。体温一开始会缓慢下降，然后慢慢退烧。也可以另外将单方薄荷精油用基底油稀释成2%的浓度后，擦在双脚的大拇指，双脚的穴位对应着人体的全身器官，而大拇指则对应头部，用薄荷精油擦在大拇指有助加强功效。记得要保持室内通风、多补充水分，也要让医生确认孩子发烧的原因，才能从根本改善。

 配方（**浓度2%**）

真正薰衣草精油	5滴	罗文莎叶精油	5滴
柠檬精油	5滴	甜杏仁油	50毫升
薄荷精油	5滴		

TIPS 甜杏仁油能快速被皮肤吸收，当孩子发烧时用甜杏仁油当基底油，能让精油附着于身体，加速降低体温。

 分龄使用

分龄稀释　　6个月以下➡0.5%　　7个月～1岁➡1%　　2岁以上➡2%以上

※可先尝试基本浓度稀释，如果擦了2次发现体温没有下降，则每次以0.5%增加浓度，并观察孩子的症状是否改善。

用法

将所有配方倒入玻璃容器，混合均匀后，取适量直接用手涂抹在身体上。

使用次数 每1～2小时一次，热度降低后延长至3小时一次，待完全退烧后则不需再使用。

注意事项 ·薄荷精油适合6个月以上的婴儿使用，6个月以下婴儿可以换成茶树精油。

　　　　·未经稀释的精油具刺激性，不可直接涂抹皮肤。

　　　　·身体有任何不适，请先让医生确诊。

身体问题**②** # 咽喉疼痛

　　孩子在感冒期间，或是游戏中喊叫过度，会导致孩子的咽喉不舒服甚至疼痛，这个时候可以使用柠檬、乳香、香桃木精油搭配基底油，稀释后擦在咽喉处舒缓。如果是因为感冒引起的咽喉肿痛，可以再加1滴罗文莎叶精油，加强杀菌的效果。

配方（**浓度2%**）

柠檬精油	2滴
乳香精油	2滴
香桃木精油	2滴
荷荷巴油	15毫升

TIPS 荷荷巴油亲肤性强，滋润效果好，对于儿童细嫩肌肤是非常好的保湿品，也能帮助咽喉消炎。

分龄使用

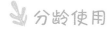 **分龄稀释**　　6个月以下 ➡ 0.5%　　　7个月~1岁 ➡ 1%　　　2岁以上 ➡ 2%以上

※可先尝试基本浓度稀释，如果擦了2次发现没有改善，则每次以0.5%增加浓度，并观察孩子的症状是否改善。

用法

将所有配方倒入玻璃容器中，混合均匀，取适量直接涂抹在咽喉处。

如果有滚珠玻璃瓶的话更好，方便携带、涂抹。

使用次数 每1~2小时一次，直到咽喉痛舒缓。

注意事项 ·未经稀释的精油具刺激性，不可直接涂抹皮肤。

　　　　　·身体有任何不适，请先让医生确诊。

 其他延伸精油

① 松红梅：具有良好的消炎功效，可与配方中的任一精油替换使用。

② 香蜂草：消炎及舒缓疼痛的功效，可与配方中的任一精油替换使用。

身体问题 **3** # 鼻塞

鼻塞也是过敏季节常出现的症状。如果是感冒引起的鼻塞，建议在配方中再滴1滴罗文莎叶精油加强杀菌。

用此复方精油涂抹在迎香穴、风池穴、印堂穴后轻轻按摩，可以缓解鼻塞。在白天，我也会搭配澳洲尤加利精油扩香净化空间，或是将配方中的精油（不含基底油）滴入盛有热水的大碗，加入0.5克盐搅拌均匀后，让孩子凑近碗边吸气，这样也可以帮助鼻涕流出，舒缓阻塞感。

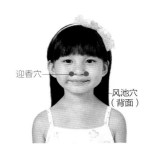

迎香穴——

——风池穴（背面）

配方（浓度2%）

澳洲尤加利精油	2滴	茶树精油	2滴
丝柏精油	2滴	葡萄籽油	15毫升

TIPS 葡萄籽油富含抗氧化物及维生素，温和低刺激，可以增强孩子的抵抗力，舒缓湿疹、过敏等肌肤问题。

分龄使用

分龄稀释 6个月以下➡0.5% 7个月~1岁➡1% 2岁以上➡2%以上

※可先尝试基本浓度稀释，如果擦了2次发现没有改善，则每次以0.5%增加浓度，并观察孩子的症状是否改善。

用法

1 **涂抹：** 将所有配方倒入玻璃容器或滚珠玻璃瓶中混合均匀，直接涂抹在人中或其他穴位（迎香、风池、印堂）上。

2 **扩香、嗅吸：** 将配方精油（不含基底油）滴入扩香机，进行扩香；或是滴在掌心，搓热后盖在孩子的口鼻嗅吸。

使用次数 每1~2小时涂抹一次，扩香可随时。

注意事项 · 未经稀释的精油具刺激性，不可直接涂抹皮肤。

· 身体有任何不适，请先让医生确诊。

其他延伸精油

① 香脂冷杉：香脂冷杉的气味能让鼻塞有所缓解，可与配方中的任一精油替换使用。

② 松红梅：具有良好的消炎功效，可与配方中的任一精油替换使用。

胀气、肠绞痛

夏夏还是婴儿时，很容易在半夜因胀气或腹痛哭醒，当时我就用这组配方按摩夏夏的肚子，绕着肚脐"顺时针画圈"。

有的时候宝宝肚子胀气不舒服，难免抗拒按摩时的压迫感，哭闹不让我们触碰他的肚子，这时候，可以像玩游戏一样对着孩子边唱歌边画圈，分散其注意力。唱一句画一圈，唱到第四句往鼠蹊部下滑，大约画15圈，过一会儿就会排气了；如果症状严重，一天可按3次，之后每天1次作为长期保健。

配方（**浓度2%**）

姜精油	2滴
薄荷精油	2滴
胡萝卜籽精油	2滴
荷荷巴油	15毫升

TIPS 荷荷巴油亲肤性强，滋润效果好，是儿童芳疗常用的基底油，同时能舒缓胀气与肠绞痛不适。

分龄使用

分龄稀释　　6个月以下➡0.5%　　　7个月~1岁➡1%　　　2岁以上➡2%以上

※可先尝试基本浓度稀释，如果擦了2次发现没有排气或排便，则每次以0.5%增加浓度，并观察孩子的症状是否改善。

用法

将所有配方倒入玻璃容器，混合均匀后，取适量直接涂抹在腹部。

使用次数 严重时早中晚各一次，待顺利通气后，可在洗澡后护肤一次就好。

注意事项 未经稀释的精油具刺激性，不可直接涂抹皮肤。
　　　　　·身体有任何不适，请先让医生确诊。

其他延伸精油

① 茴香：能舒缓肠胃消化问题，可与配方中的任一精油替换使用。
② 快乐鼠尾草：具抗痉挛效果，可与配方中的任一精油替换使用。

身体问题⑤ # 拉肚子

儿童很容易因为暴饮暴食或是吃坏东西而拉肚子，这个时候我会用姜、薄荷、永久花精油搭配基底油，稀释好比例后倒在手上，轻轻按摩宝宝的肚子，绕着肚脐"逆时针画圈"（顺时针可以帮助排便，逆时针画圈为止泻），我也会在这时候唱歌，转移宝宝的注意力，每3小时按摩一次，但孩子吃的东西必须限制，只能吃白米饭、原味面包等，不能喝奶，直到排便正常才可正常饮食。

 ## 配方（**浓度2%**）

姜精油	2滴
薄荷精油	2滴
柠檬精油	2滴
荷荷巴油	15毫升

TIPS 荷荷巴油保湿效果好，和精油搭配，能改善孩子拉肚子及身体发炎的症状。

 ## 分龄使用

分龄稀释 | 6个月以下➡0.5% | 7个月～1岁➡1% | 2岁以上➡2%以上

※可先尝试基本浓度稀释，如果擦了2次发现没有改善，则每次以0.5%增加浓度，并观察孩子的症状是否改善。

用法

将所有配方倒入玻璃容器，混合均匀后，取适量直接涂抹在腹部。

使用次数 严重时，建议早中晚各按摩一次，直到不拉肚子，身体状态恢复正常。

注意事项 ·未经稀释的精油具刺激性，不可直接涂抹皮肤。
·身体有任何不适，请先让医生确诊。

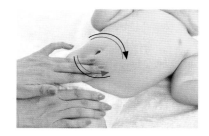

▲ 顺时针按摩（黑箭头）：帮助排便
逆时针按摩（红箭头）：止泻

其他延伸精油

① 广藿香：能舒缓肠胃消化问题，可与配方中的任一精油替换使用。
② 杜松精油：具有良好的消炎功效，可与配方中的任一精油替换使用。

身体问题⑥ **哮喘**

　　有气管过敏疾病的孩子，很容易引起哮喘，父母最担心宝贝会喘不过气，这时请使用澳洲尤加利、乳香、姜精油搭配基底油，稀释好比例后涂抹于咽喉和胸腔，然后滴在棉布或手掌上嗅吸，直到呼吸平顺为止。平时如果感觉孩子快要哮喘发作，也可以用大西洋雪松、薄荷、丝柏通过扩香来舒缓不适。

配方

涂抹（浓度2%）

澳洲尤加利精油	2滴
乳香精油	2滴
姜精油	2滴
甜杏仁油	15毫升

扩香

大西洋雪松精油	2滴
薄荷精油	2滴
丝柏精油	2滴

TIPS 甜杏仁油富含维生素、蛋白质和矿物质，成分温和具保湿性，具有消炎功效，很适合用于芳疗。

分龄使用

分龄稀释	6个月以下➡0.5%	7个月~1岁➡1%	2岁以上➡2%以上

※可先尝试基本浓度稀释，如果擦了2次发现没有改善，则每次以0.5%增加浓度，并观察孩子的症状是否改善。

用法

1. **涂抹**：将所有配方倒入玻璃容器，混合均匀后，取适量直接涂抹在咽喉和胸腔。
2. **扩香**：将配方精油滴入扩香仪，进行扩香；或是滴在掌心，搓热后盖在孩子的口鼻嗅吸。
   涂抹每1~2小时一次，扩香可随时。

使用次数 视室内空间大小而定。此精油配方适合20平方米大空间，需要精油共6滴；若是更大或更小空间，则依此酌量增减精油滴数。

注意事项 · 请注意"扩香浓度"所指示精油用量，若空间小却使用太多滴精油，反而浪费而且效果不佳。
· 未经稀释的精油不可直接涂抹皮肤。身体有任何不适，请先让医生确诊。

其他延伸精油

① **百里香**：能净化肺部，让呼吸功能正常，可与配方中的任一精油替换使用。
② **马郁兰**：能舒缓气管紧张，可与配方中的任一精油替换使用。

身体问题 **7** # 蚊虫叮咬

出门在外，孩子很容易被蚊虫叮咬，可以使用这个配方搭配基底油喷在棉布或衣物上，让蚊虫不敢靠近。因为精油很天然，所以1~2小时就要使用一次，以持续防蚊虫的效果。如果已经被叮咬，则使用伤口修复的配方，涂在蚊虫叮咬处不仅可止痒、消肿，还可以修复伤口。

配方

预防蚊虫叮咬（浓度4%）		被叮咬后的伤口修复（浓度2%）	
醒目薰衣草精油	3滴	德国洋甘菊精油	2滴
茶树精油	3滴	真正薰衣草精油	1滴
柠檬精油	3滴	薄荷精油	1滴
乳香精油	3滴	柠檬精油	1滴
荷荷巴油	15毫升	乳香精油	1滴
		月见草油	15毫升

TIPS ·荷荷巴油具保湿效果；月见草油延展性佳，清爽易于吸收，有助于修复肌肤及舒缓干痒、过敏。
·醒目薰衣草精油效果好但较为刺激，只能使用在孩童的衣物上，所以未列在前面介绍的精油中。

分龄使用

分龄稀释 　6个月以下➡0.5% 　　7个月~1岁➡1% 　　2岁以上➡2%以上

※可先尝试基本浓度稀释，如果擦了2次发现没有改善，则每次以0.5%增加浓度，并观察孩子的症状是否改善。

用法

1 **预防蚊虫叮咬：**将所有配方倒入玻璃喷雾罐，摇匀即可使用。因为这组精油稀释浓度较高，请直接喷在棉布或衣物表面，然后放在孩子身上。

2 **被叮咬后的伤口修复：**将所有配方倒入玻璃容器，混合均匀，直接涂抹在蚊虫叮咬处。

使用次数 每1~2小时喷或涂抹一次。

注意事项 ·醒目薰衣草精油请喷洒在衣物上，勿接触孩童肌肤。
　　　　　·未经稀释的精油具刺激性，不可直接涂抹皮肤。

 其他延伸精油

① 香茅：具防蚊虫功效，可与预防蚊虫叮咬配方之任一精油等量替换。
② 莱姆：有消肿的作用，可与伤口修复配方中的柠檬精油等量替换。

身体问题 ⑧ 尿布疹

皮肤敏感的宝宝最容易有尿布疹，尤其在炎热的夏天，常看到令人心疼的红屁股，孩子因为疼痛而加倍哭闹，此刻父母的心都碎了一地。我会拿真正薰衣草、柠檬、茶树、德国洋甘菊精油搭配基底油，稀释好比例后擦在红屁股的部位，或是将这组配方做成护臀膏（制作护臀膏的方法请参考122页），通过护臀膏能让泛红处与尿布隔离，每2~3小时擦一次，很快就好了。

 配方（**浓度3%**）

真正薰衣草精油	2滴
柠檬精油	2滴
茶树精油	2滴
德国洋甘菊精油	3滴
月见草油	15毫升

TIPS 月见草油质地清爽，容易被儿童皮肤吸收，并具有修复的效能。

 分龄使用

分龄稀释	6个月以下 ➡ 0.5%	7个月~1岁 ➡ 1%	2岁以上 ➡ 2%以上

※可先尝试基本浓度稀释，如果擦了2次发现没有改善，则每次以0.5%增加浓度，并观察孩子的症状是否改善。

用法

将所有配方倒入玻璃容器，混合均匀后，取适量直接涂抹在尿布疹的部位。

使用次数 每2~3小时涂抹一次，可趁换尿布时同步处理。

注意事项 · 未经稀释的精油具刺激性，不可直接涂抹皮肤。
· 身体有任何不适，请先让医生确诊。

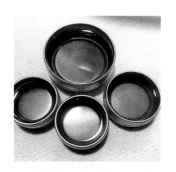

▲ 德国洋甘菊精油会呈现清澈的绿色或蓝绿色

其他延伸精油

① 乳香：能让受伤的肌肤修复伤口，可与配方中的任一精油替换使用。
② 永久花：能让受伤的肌肤得到修复并淡疤，可与配方中的柠檬精油替换使用。

身体问题⑨ **湿疹**

　　宝宝幼嫩的皮肤很容易因为环境的潮湿，或是因为温度控制不当引起湿疹。我会将这组配方调成护臀膏来使用（制作护臀膏的方法请参考122页），甚至将精油分成两部分完成，德国洋甘菊、真正薰衣草、永久花精油第一组，德国洋甘菊、真正薰衣草精油、胡萝卜籽油第二组，然后两组交替使用，让皮肤不会产生惯性，如同用药原理，用久了会产生抗药性。

　　同时必须注意饮食，禁止冰食，避免糖、奶、反式脂肪，让宝宝所处的环境保持干燥通风，如果是喝母乳，妈妈的饮食也必须控制！

 配方（**浓度2%**）

德国洋甘菊精油	2滴	胡萝卜籽精油	1滴
真正薰衣草精油	2滴	月见草油	15毫升
永久花精油	1滴		

TIPS 月见草油容易被孩子的肌肤吸收，并可修复皮肤及改善发痒与不适。

 分龄使用

分龄稀释 ｜ 6个月以下➡0.5% ｜ 7个月~1岁➡1% ｜ 2岁以上➡2%以上

※可先尝试基本浓度稀释，如果擦了2次发现没有改善，则每次以0.5%增加浓度，并观察孩子的症状是否改善。

用法

将所有配方倒入玻璃容器混匀后，直接涂抹在湿疹处。

使用次数 每2小时一次，直到不适处达到舒缓。

注意事项 · 未经稀释的精油具刺激性，不可直接涂抹皮肤。
　　　　 · 身体有任何不适，请先让医生确诊。

其他延伸精油

① 桧木：能修护伤口，可与配方中的任一精油替换使用。
② 松树：能安抚受刺激的肌肤，可与配方中的任一精油替换使用。

身体问题⑩ 食欲不佳

　　用餐的时候，孩子偶尔不想吃或没有食欲，这个时候我会以柑橘类精油扩香，比如柠檬、甜橙、香柠檬，这类精油闻起来香香甜甜的，很容易引起食欲，或是滴入孩子喜欢的柑橘类精油，让他有饥饿感，绝对可以大幅提升宝贝用餐的兴致、全家人胃口大开！

配方

柑橘类精油 ·························· 5～8滴
（例如，柠檬、甜橙、香柠檬）

分龄使用

无限制，精油不需要稀释。

用法

将所有精油滴入扩香仪，进行扩香；或是直接滴入食物。

使用次数 用餐的时候使用。

扩香浓度 视室内空间大小而定。此精油配方适合16～26平方米大空间，需要精油共5～8滴；若是更大或更小空间，则依此酌量增减精油滴数。

注意事项 ·避免使用刺激性精油（例如，薄荷），容易让孩子无法静下心用餐。

·请注意"扩香浓度"所指示精油用量，若空间小却使用太多滴精油，反而浪费而且效果不佳。

·若要滴入食物中，请务必慎选可供食用的天然精油。

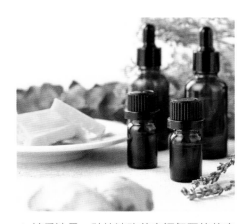

▲ 扩香法是一种快速改善空间氛围的芳疗方式，不论是用餐、工作还是休息，都可以选择对应精油，打造舒适的环境

其他延伸精油

花类精油5～8滴：比如玫瑰、茉莉、橙花精油，能使心情愉悦、产生幸福感，让孩子在愉快的氛围中快乐用餐。

身体问题 **11** # 烧、烫伤

　　在突发情况下发生烧伤或烫伤，绝对不要先冲水！我会立刻用真正薰衣草（纯精油，不稀释）滴在患处，能达到止血、止痛的效果，并且加快伤口愈合的速度。之后的伤口修护，则使用这个配方，稀释好比例后涂抹，可以加强修复伤口及淡疤。

 配方（浓度2%）

真正薰衣草精油 ···················· 2滴
乳香精油 ························ 2滴
永久花精油 ······················ 2滴 　　**TIPS** 月见草油含丰富的ω-6脂肪酸，能有效修
月见草油 ······················· 15毫升 　　　复受伤的皮肤。

 分龄使用

分龄稀释　6个月以下➡0.5%　7个月～1岁➡1%　2岁以上➡2%以上

※可先尝试基本浓度稀释，如果擦了2次发现没有改善，则每次以0.5%增加浓度，并观察孩子的症状是否改善。

用法

将所有配方倒入玻璃容器，混合均匀后，取适量直接涂抹在患处。

使用次数 每2小时一次。

注意事项 · 未经稀释的精油具刺激性，不可直接涂抹皮肤。

· 请务必挑选"真正薰衣草"品种，才能达到处理伤口的效果。市面上常见的醒目薰衣草（Lavandin）为杂交品种（真正薰衣草与宽叶薰衣草杂交），具有防蚊驱虫的效果，但不适合直接用在肌肤上，尤其是儿童。

其他延伸精油

① 玫瑰：能修护淡疤伤口，可与配方中的任一精油替换使用。
② 没药：能修护伤口，可与配方中的任一精油替换使用。

身体问题⑫ **消化不良**

孩子有时候吃太多难免消化不良，因此导致肠胃不舒服，此刻适合使用姜、乳香、古巴香脂精油搭配基底油，稀释至一定比例后涂抹于腹部（顺时针画圈），或是按摩肾俞穴（和肚脐同一水平线的脊椎左右两边双指宽处），可以让孩子的肠胃得到舒缓。

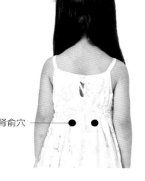

肾俞穴 —

🌿 配方（**浓度2%**）

姜精油	2滴
乳香精油	2滴
古巴香脂精油	2滴
葡萄籽油	15毫升

TIPS 葡萄籽油温和低刺激、没有太重的气味，而且有改善消化功能的作用。

🌿 分龄使用

 分龄稀释　　6个月以下➡0.5%　　　7个月~1岁➡1%　　　2岁以上➡2%以上

※可先尝试基本浓度稀释，如果擦了2次发现没有改善，则每次以0.5%增加浓度，并观察孩子的症状是否改善。

🌿 用法

将此配方精油和基底油倒入玻璃容器混匀后，取适量直接涂抹在肠胃部位。

使用次数 每2小时一次，直到腹部舒适。

注意事项 · 未经稀释的精油具刺激性，不可直接涂抹皮肤。

　　　　　 · 身体有任何不适，请先让医生确诊。

其他延伸精油

① 茴香：能舒缓肠胃不适，可与配方中的任一精油替换使用。
② 香茅：能舒缓肠胃不适，可与配方中的任一精油替换使用。

身体问题 ⑬ **眼睛不适**

眼睛是灵魂之窗，若有近视、角膜炎、针眼的症状，都可以用这组配方舒缓。可以拿乳香精油熏眼，乳香精油可帮助细胞再生，还能修护身体机能。我们将乳香滴在掌心搓热后，手掌拱起呈杯状盖住眼睛，让眼睛和掌心之间有空间，眼睛一张一闭熏香约5分钟，达到熏眼效果，一天可进行4～5次即可。

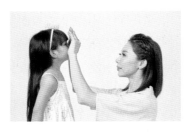

如果针眼长在眼皮外面，没有离眼球很近的情况下（以0.5厘米为限），我会将乳香制成油膏涂抹于针眼处，一天涂3次，早中晚各一次，很快就好了（请参考105页）。

 配方（**浓度2%**）

乳香精油 ……………………………… 2滴
甜杏仁油 ……………………………… 5毫升

Ⓣⓘⓟⓢ 甜杏仁油适合各种肤质且容易被肌肤吸收，对皮肤干燥、发炎或痒有改善效果。

 分龄使用

分龄稀释　6个月以下➡0.5%　7个月～1岁➡1%　2岁以上➡2%以上

※可先尝试基本浓度稀释，如果擦了2次发现没有改善，则每次以0.5%增加浓度，并观察孩子的症状是否改善。

用法

1 **熏眼**：滴1滴乳香精油于掌心后搓热，即可熏眼。
2 **涂抹**：直接混合涂抹或制作成油膏（制作油膏的方法请参考122页），涂抹于针眼处（若针眼患处离眼球太近，低于0.5厘米则不适合此方法）。

（**使用次数**）熏眼每3小时一次，每次约5分钟；涂抹每3小时一次，直到不适处舒缓。

（**注意事项**）·精油绝对不可直接滴入眼睛。如果眼睛不慎碰到精油，切勿用清水冲洗，请立刻用基底油冲洗眼睛，可以即刻缓解不适感。
·请确保小孩不会揉眼睛，若为1岁以下宝宝无法自制，请用熏眼方式处理。
·未经稀释的精油具刺激性，不可直接涂抹皮肤。
·身体有任何不适，请先让医生确诊。

身体问题⑭ # 肠病毒

　　我的女儿等等之前曾得过肠病毒，嘴巴有几颗水泡，我用下面的配方喷在她的口腔还有擦拭全身，每2小时一次，口腔部分在第二天后就可以正常进食。另外再以茶树、罗文莎叶、澳洲尤加利精油扩香净化呼吸道，5天即可康复！

配方

喷口腔（浓度2%）		涂抹（浓度2%）		扩香	
古巴香脂精油	1滴	古巴香脂精油	1滴	茶树精油	2滴
柠檬精油	1滴	柠檬精油	1滴	澳洲尤加利精油	2滴
罗文莎叶精油	1滴	澳洲尤加利精油	1滴	罗文莎叶精油	2滴
澳洲尤加利精油	1滴	罗文莎叶精油	1滴		
荷荷巴油	10毫升	荷荷巴油	10毫升		

TIPS 荷荷巴油亲肤性强，消炎效果好，也是非常好的保湿基底油。

分龄使用

分龄稀释　　6个月以下➡0.5%　　7个月~1岁➡1%　　2岁以上➡2%以上

※可先尝试基本浓度稀释，如果擦了2次发现没有改善，则每次以0.5%增加浓度，并观察孩子的症状是否改善。

用法

1 **喷口腔**：请先确定为纯天然精油，此配方倒入玻璃喷雾罐，摇晃均匀后再喷于口腔。
2 **涂抹**：将此配方倒入玻璃容器，混合均匀，倒在掌心后为孩子擦拭全身。
3 **扩香**：将配方精油滴入扩香仪，进行扩香；或是滴在掌心，搓热后盖在孩子的口鼻嗅吸。

使用次数 喷口腔、涂抹每2小时一次，扩香可随时。
扩香浓度 视室内空间大小而定。此精油配方适合20平方米大空间，需要精油共6滴；若是更大或更小空间，则依此酌量增减精油滴数。
注意事项 未经稀释的精油不可直接涂抹皮肤。身体有任何不适，请先让医生确诊。

其他延伸精油

① 百里香：能杀菌止痛，可与配方中的任一精油替换使用。
② 丁香：具杀菌止痛的效果，可与配方中的任一精油替换使用。
③ 肉桂皮：具杀菌的效能，可与配方中的任一精油替换使用。

身体问题 ⑮ 皮肤痒、异位性皮炎

患异位性皮炎孩子的父母真的很辛苦，无穷无尽的发痒发红，孩子抓得痛苦不堪，父母看了也心疼无比，除了要对他们的伤口细心照料外，对于饮食、环境、温度，也都要很注意！我常遇到患异位性皮炎小孩的妈妈，苦恼地来问我该怎么办？我都会推荐他们使用这个配方擦在患处，大约每2小时擦一次，很快就可以舒缓。

冬天皮肤更干燥时，也可以加些保湿性强、不含酒精的乳液做成"乳霜"擦拭，加强滋润。如果擦4～5次没有改善，就稍微增加浓度使用。此外，也不要忘记留意居家环境的部分，加强空气滤净和清除尘螨，保持通风及干燥，并减少环境过敏原；饮食部分，则避免吃容易过敏的食物，例如海鲜（尤其有带壳的食材），还有牛奶、蛋、花生等。

配方（浓度2%）

德国洋甘菊精油	2滴	茶树精油	2滴
真正薰衣草精油	2滴	月见草油	20毫升
乳香精油	2滴		

TIPS 月见草油质地清爽，容易被肌肤吸收，具有修复皮肤的作用。

分龄使用

分龄稀释　　6个月以下 ➡ 0.5%　　　7个月～1岁 ➡ 1%　　　2岁以上 ➡ 2%以上

※可先尝试基本浓度稀释，如果擦了2次发现没有改善，则每次以0.5%增加浓度，并观察孩子的症状是否改善。

用法

将所有配方倒入玻璃容器，混合均匀，直接涂抹在患处。

使用次数 每2小时一次，直到不适舒缓。

注意事项 · 未经稀释的精油具刺激性，不可直接涂抹皮肤。
· 身体有任何不适，请先让医生确诊。

其他延伸精油

① 没药：能杀菌止痛，帮助伤口愈合，可与配方中的任一精油替换使用。
② 广藿香：具杀菌止痛，帮助伤口愈合，可与配方中的任一精油替换使用。

心理问题 ❶ **注意力涣散**

孩子的日常作息与学习环境很容易影响到健康、专注力，所以一定要将身边环境处理好，比如电子产品、电视、玩具等，父母应该将这些会分散注意力的物品移往别处。当孩子写作业、读书时，可以用这组精油配方扩香，能使孩子的注意力集中，并且让浮躁的情绪逐渐稳定下来，也可以让孩子先坐在椅子，闭眼闻香，从1数到20，慢慢1秒1秒数，切记不要太快！通过慢慢读秒和香气的熏染，孩子的情绪就会渐渐缓和、变得专注。

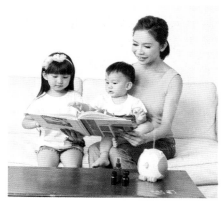

▲ 利用这组配方扩香，提升专注力，可以帮助孩子找到对阅读、念书的兴趣与效率

🌿 配方

乳香精油	1滴
大西洋雪松精油	1滴
永久花精油	1滴
岩兰草精油	1滴

🌿 用法

将配方精油滴入扩香仪，进行扩香；或是滴在掌心，搓热后盖在孩子的口鼻嗅吸。

使用次数 无限定次数。

扩香浓度 视室内空间大小而定。此精油配方适合13平方米大空间，需要精油共4滴；若是更大或更小空间，则依此酌量增减精油滴数。

注意事项 请注意"扩香浓度"所指示精油用量，若空间小却使用太多滴精油，反而浪费而且效果不佳。

其他延伸精油

木类精油（桧木、云杉、松柏树等）：可安定情绪，从中挑一种精油1滴加入配方。

心理问题❷ 心浮气躁、精神亢奋

　　小朋友还不太懂得如何控制自己的情绪，有时候哭闹个不停，可能是因为想睡觉、想要什么东西没拿到，或是根本没有原因的无理取闹，常常让父母气得跳脚。这时候，芳疗是很好的辅助方式，可以让孩子嗅吸使心情稳定的精油，木质类也可以，但我偏好用小孩比较喜欢的柑橘类精油，如柠檬、甜橙、葡萄柚、苦橙叶、香柠檬等精油都适合，一边让孩子嗅吸，一边从正面抱抱孩子，轻轻抚摸他的头或后背，帮助孩子抚平激动的情绪、慢慢安静下来。

配方

大西洋雪松精油	2滴
甜橙精油	2滴
苦橙叶精油	2滴

用法

将配方精油滴入扩香仪，进行扩香；或是滴在掌心，搓热后盖在孩子的口鼻嗅吸。

（使用次数）无限定次数。

（扩香浓度）视室内空间大小而定。此精油配方适合20平方米大空间，需要精油共6滴；若是更大或更小空间，则依此酌量增减精油滴数。

（注意事项）请注意"扩香浓度"所指示精油用量，若空间小却使用太多滴精油，则会形成浪费与不佳效果。

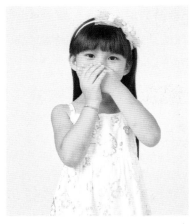

▲ 我从小就常常让孩子使用嗅吸法，现在等等长大了，遇到问题时也懂得自己捂鼻子嗅吸了

其他延伸精油

花类精油（玫瑰、茉莉、橙花、真正薰衣草、罗马洋甘菊、天竺葵等）：能让心情产生幸福感，抱着幸福感入睡也是很棒的，从中挑一种精油1滴加入配方。

心理问题③ **睡眠质量差**

如果孩子在白天的活动太多，容易导致脑波活动太旺盛，到了夜晚就无法好好入睡，这时候我会用这组配方（不含甜杏仁油）滴入扩香仪，进行扩香，或是滴在枕头上。扩香时，适合开着昏暗小灯或是不开灯，或是搭配甜杏仁油稀释后为孩子轻轻按摩全身，让孩子的身体肌肉彻底放松，就能睡得更安稳，并且做个好梦！

 配方（**浓度2%**）

香柠檬精油	1滴	岩兰草精油	1滴
柠檬精油	1滴	甜杏仁油	10毫升
苦橙叶精油	1滴		

TIPS 甜杏仁油被肌肤吸收的速度较慢，搭配精油调配后擦在身体，香味能更为持久，孩子闻着这些气味也能好眠。

分龄使用

分龄稀释　6个月以下 ➡ 0.5%　　7个月～1岁 ➡ 1%　　2岁以上 ➡ 2%以上

※可先尝试基本浓度稀释，如果擦了2次发现没有改善，则每次以0.5%增加浓度，并观察孩子的症状是否改善。

用法

1 涂抹：将所有配方倒入玻璃容器，混合均匀，直接抹在孩子的全身。
2 扩香：将甜杏仁油以外的配方精油滴入扩香仪，进行扩香；或是滴在掌心，搓热后盖在孩子的口鼻嗅吸。

使用次数 涂抹、扩香都可以在睡前半小时进行。

扩香浓度 视室内空间大小而定。此精油配方适合13平方米大空间，需要精油共4滴；若是更大或更小空间，则依此酌量增减精油滴数。

注意事项 · 请注意"扩香浓度"所指示精油用量，若空间小却使用太多滴精油，反而浪费而且效果不佳。
· 未经稀释的精油具刺激性，不可直接涂抹皮肤。

 其他延伸精油

柑橘类精油（柠檬、葡萄柚）：可净化心灵，从中挑一种精油1滴加入配方。

心理问题❹ **情绪低落**

虽然说孩子纯真无邪，感觉无忧无虑，但有时候也是会遇到让他们心情低落的事情，例如考试考不好、同学不跟他玩、与朋友争抢玩具等，这种时候，我会用香桃木、丝柏、澳洲尤加利精油滴入扩香仪扩香，或是滴在掌心，搓热后轻轻捂住孩子的口鼻让他们嗅吸，同样有效果。

这几款精油的香气具有稳定孩子的情绪、让他们充满正能量的功效。只要能够保持正向的思考，就能够使低落的心情逐渐好转，也可以帮助孩子练习换个角度思考、调整情绪。

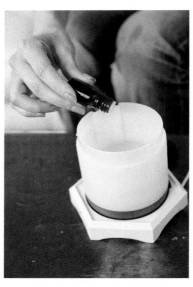

▲ 扩香可以在自然而然的状态下，帮助孩子调整当下需要的能量

 配方

香桃木精油	2滴
丝柏精油	2滴
澳洲尤加利精油	2滴

用法

将配方精油滴入扩香仪，进行扩香；或是滴在掌心，搓热后盖在孩子的口鼻嗅吸。

使用次数 无限定次数。

扩香浓度 视室内空间大小而定。此精油配方适合20平方米大空间，需要精油共6滴；若是更大或更小空间，则依此酌量增减精油滴数。

注意事项 请注意"扩香浓度"所指示精油用量，若空间小却使用太多精油，反而浪费而且效果不佳。

其他延伸精油

木类精油（桧木、松柏树、云杉等）：能让孩子心情平稳，具正能量，从中挑一种精油1滴加入配方。

没精神

　　孩子精神状态差，有可能是想睡觉或是对当下的事物、景象不感兴趣，尤其是在念书、写作业的时候，常常无精打采、昏昏欲睡。身为父母的我们，没办法帮孩子完成该做的事，却可以通过芳疗来成为他们的小小助力。

　　这时候我会以提神的精油进行扩香，薄荷、乳香、澳洲尤加利精油的气味，都可以带来充沛的活动和精神，不仅有醒脑的效果，还能提升孩子的体力和专注力，让孩子在最佳状态下学习，达到理想的表现。

 配方

薄荷精油	2滴
乳香精油	2滴
澳洲尤加利精油	2滴

用法

将配方精油滴入扩香仪，进行扩香；或是滴在掌心，搓热后盖在孩子的口鼻嗅吸。

使用次数 无限定次数。

扩香浓度 视室内空间大小而定。此精油配方适合20平方米大空间，需要精油共6滴；若是更大或更小空间，则依此酌量增减精油滴数。

注意事项 请注意"扩香浓度"所指示精油用量，若空间小却使用太多滴精油，反而浪费而且效果不佳。

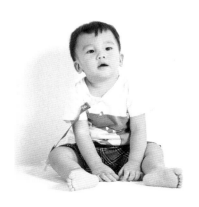

▲ 就算是很小的小小孩，也是会有精神不佳的时候，可以善用精油辅助，帮助他们提神

其他延伸精油

黑胡椒：能振奋精神、保持头脑清晰，可与配方中的任一精油替换使用。

心理问题 ⑥ **健忘**

如果小朋友常常忘记带东西、写作业，可以用这组配方来帮助他们增强记忆力（这组配方不管成人还是儿童都很适合，尤其年岁渐长的我也很需要），可以将香蜂草、真正薰衣草、迷迭香、薄荷精油滴入扩香仪，进行扩香来活化大脑、帮助大脑记忆。迷迭香精油在提升记忆力上的表现卓越，据说可以提升高达75%的记忆力，有相关研究报告指出，迷迭香内的桉油醇（18-cineole）可以促进多巴胺的释放，促进脑部的新陈代谢，并增强记忆力。

配方

香蜂草精油	1滴	迷迭香精油	1滴
真正薰衣草精油	1滴	薄荷精油	1滴

TIPS 迷迭香不适合给小朋友涂抹，所以没有列在本书介绍的精油中。但在提升记忆力上，迷迭香精油的效果最好，可以用嗅吸或扩香的方式使用。

用法

将配方精油滴入扩香仪，进行扩香；或是滴在掌心，搓热后盖在孩子的口鼻嗅吸。

使用次数 无限定次数，不宜在睡前使用，以免难以入睡。

扩香浓度 视室内空间大小而定。此精油配方适合4坪大空间，需要精油共4滴；若是更大或更小空间，则依此酌量增减精油滴数。

注意事项 · 请注意"扩香浓度"所指示精油用量，若空间小却使用太多滴精油，反而浪费而且效果不佳。
· 迷迭香精油不能直接涂抹在孩子身上，但可以用在扩香或嗅吸。

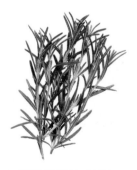

▲ 迷迭香精油应避免接触儿童肌肤

其他延伸精油

乳香：能让头脑快速厘清思绪、增加记忆力，可与配方中的任一精油替换使用。

心理问题 **7** # 愤怒

小孩难免情绪不好，可能是睡不饱，或是在学校与人发生争执因而愤怒，而且因为还无法妥善控管情绪的关系，常常一生气就没办法平息。这个时候，身为父母的我们，可以通过精油给予孩子帮助。

我会在发现孩子情绪开始失控的时候，用香柠檬、乳香、真正薰衣草、甜橙、柠檬、苦橙叶精油滴入扩香仪扩香，借由扩散这些精油的香气，抚平孩子心中的情绪，等孩子慢慢平静下来后，再与孩子坐下来好好探讨事情缘由，会事半功倍！

配方

香柠檬精油	1滴
乳香精油	1滴
真正薰衣草精油	1滴
甜橙精油	1滴
柠檬精油	1滴
苦橙叶精油	1滴

用法

使用上列所有精油，也可使用一种精油进行扩香，只要记得滴数不需要太多，避免因气味太强烈而影响孩子睡眠。将精油滴入扩香仪，进行扩香；或是滴在掌心，搓热后盖在孩子的口鼻嗅吸。

使用次数 感觉到孩子处于愤怒的情绪时即可使用。

扩香浓度 视室内空间大小而定。此精油配方适合20平方米大空间，需要精油共6滴；若是更大或更小空间，则依此酌量增减精油滴数。

注意事项 请注意"扩香浓度"所指示精油用量，若空间小却使用太多精油，反而浪费而且效果不佳。

其他延伸精油

木类精油（桧木、松柏树、云杉等）：能让愤怒的心情逐渐平静，从中挑一种精油1滴加入配方。

心理问题 **8** # 没有安全感

　　有些小孩比较怕生，一到陌生环境就会紧张、害怕、恐惧、没有安全感，这个配方有助于增加孩子的安全感，也可以涂抹在脊椎骨尾端（七大脉轮中的海底轮，代表着生存能量、安全感、全体的根本）强大勇气，这样做除了让孩子感觉到安心之外，还能稳定他们的情绪。若是孩子出门有戴口罩习惯，可以将此组精油喷于口罩外面；如果不爱戴口罩，那就滴在手帕上，再用别针别在胸前就可以了。

 配方（**浓度2%**）

大西洋雪松精油	1滴	乳香精油	1滴
柠檬精油	1滴	甜杏仁油	10毫升
永久花精油	1滴		

TIPS 甜杏仁油质地清爽、温和不刺激，非常适合婴幼儿使用，与精油调配后很容易被皮肤吸收。

 分龄使用

分龄稀释　　**6个月以下➡0.5%**　　**7个月~1岁➡1%**　　**2岁以上➡2%以上**

※可先尝试基本浓度稀释，如果擦了2次发现没有改善，则每次以0.5%增加浓度，并观察孩子的症状是否改善。

用法

1 **涂抹**：将所有配方倒入滚珠玻璃瓶中混合均匀，可涂抹于孩子的耳后和手腕内侧。
2 **扩香**：将配方精油（不含基底油）滴入扩香仪，进行扩香；或是滴在掌心，搓热后盖在孩子的口鼻嗅吸；也可以滴在口罩外面或手帕上嗅吸。

使用次数 无限定次数，涂抹每2小时一次。

扩香浓度 视室内空间大小而定。此精油配方适合13平方米大空间，需要精油共4滴；若是更大或更小空间，则依此酌量增减精油滴数。

注意事项 ·请注意"扩香浓度"所指示精油用量，若空间小却使用太多滴精油，反而浪费而且效果不佳。
　　　　　　·未经稀释的精油具刺激性，不可直接涂抹皮肤。

其他延伸精油

木类精油（桧木、松柏树、云杉等）：能让孩子有安全感、不恐惧，从中挑一种精油1滴加入配方。

心理问题 9 # 多动、静不下来

　　曾经遇到一位多动症小孩，他无时无刻不处于好动状态，当下我在他的右手拇指、右耳尖和右脚大拇指涂抹岩兰草和大西洋雪松精油，并让他嗅吸，过没多久看到他的情绪舒缓且稳定不少。由于大西洋雪松和岩兰草精油能刺激大脑，因而释放褪黑激素的松果体，达到稳定情绪的效果。

 配方（**浓度2%**）

大西洋雪松精油	2滴
岩兰草精油	2滴
葡萄籽油	10毫升

TIPS 葡萄籽油温和低刺激，可以经由皮肤吸收，进入血液循环而快速使亢奋的精神稳定。

 分龄使用

分龄稀释　　6个月以下➡0.5%　　　7个月～1岁➡1%　　　2岁以上➡2%以上

※可先尝试基本浓度稀释，如果擦了2次发现没有改善，则每次以0.5%增加浓度，并观察孩子的症状是否改善。

用法

1　**涂抹**：将所有配方倒入滚珠玻璃瓶中混合均匀，涂抹于孩子的手腕内侧、太阳穴、耳后。

2　**扩香**：将配方精油（不含基底油）滴入扩香仪，进行扩香；或是滴在掌心，搓热后盖在孩子的口鼻嗅吸。

使用次数　无限定次数，涂抹每2小时一次。

扩香浓度　视室内空间大小而定。此精油配方适合13平方米大空间，需要精油共4滴；若是更大或更小空间，则依此酌量增减精油滴数。

注意事项　·请注意"扩香浓度"所指示精油用量，若空间小却使用太多滴精油，反而浪费而且效果不佳。

　　　　　　·未经稀释的精油具刺激性，不可直接涂抹皮肤。

其他延伸精油

①真正薰衣草：能让浮躁情绪稳定下来，可与配方中的任一精油替换使用。

②黑云杉：沉静的气味也可安定心神，可与配方中的任一精油替换使用。

心理问题⑩ **压力大**

孩子最大的压力莫过于学业与同学间的互动，在这个时候可以扩香，也可以将香柠檬、胡萝卜籽、大西洋雪松、甜橙精油滴在掌心后搓热，请孩子闭上眼睛嗅吸3~5次，让精油的香气由鼻腔吸入后进大脑，通过嗅吸使孩子的压力逐渐下降，再度充满希望面对眼前的事物。

配方

香柠檬精油	2滴
胡萝卜籽精油	2滴
大西洋雪松精油	1滴
甜橙精油	1滴

用法

使用上列所有精油，也可使用一种精油进行扩香，只要记得滴数不需要太多，如此反而会因为到太强烈而影响孩子睡眠。将精油滴入扩香仪，进行扩香；或是滴在掌心，搓热后盖在孩子的口鼻嗅吸。

使用次数 压力大的时后可以使用。

扩香浓度 视室内空间大小而定。此精油配方适合20平方米大空间，需要精油共6滴；若是更大或更小空间，则依此酌量增减精油滴数。

注意事项 请注意"扩香浓度"所指示精油用量，若空间小却使用太多滴精油，反而浪费而且效果不佳。

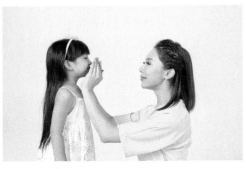

▲ 帮助孩子嗅吸的互动过程，也有助于培养亲子之间的亲密感，缓和孩子紧绷的情绪

其他延伸精油

岩玫瑰：能舒缓压力和焦虑，可与配方中的胡萝卜籽精油替换使用。

心理问题 11 # 增添幸福感

这组配方很适合用在家中，为家人带来幸福的氛围。我经常在全家人吃饭、团聚的时候，扩香这几瓶精油。通过真正薰衣草、甜橙、柠檬精油，能够为居家空间带来宜人的舒服清香，另一方面，也可以让家人心中产生满足感、愉快用餐，并且好好珍惜此刻，对我来说，没有比拥有美满的家庭更快乐的事了！

 配方

真正薰衣草精油	2滴
甜橙精油	2滴
柠檬精油	2滴

用法

使用上列所有精油，也可使用一种精油进行扩香，只要记得滴数不需要太多，如此反而会因为到太强烈而影响孩子睡眠睡。将精油滴入扩香仪，进行扩香；或是滴在掌心，搓热后盖在孩子的口鼻嗅吸。

（使用次数）无限制次数。

（扩香浓度）视室内空间大小而定。此精油配方适合20平方米大空间，需要精油共6滴；若是更大或更小空间，则依此酌量增减精油滴数。

（注意事项）请注意"扩香浓度"所指示精油用量，若空间小却使用太多滴精油，反而浪费而且效果不佳。

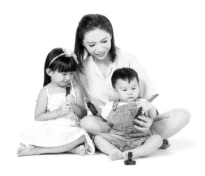

▲ 通过增加幸福感的香气，可以让家人间的感情更为亲密

其他延伸精油

花类精油（玫瑰、茉莉、橙花等）：有助于产生幸福感，从中挑一种精油1滴加入配方。

心理问题 ⑫ # 缺乏热情与活力

孩子偶尔会对一些事物不感兴趣，甚至漠不关心身边的一切，此刻可以拿大西洋雪松、真正薰衣草、甜橙精油滴入扩香仪扩香，或是稀释后擦在孩子的脐轮（七大脉轮中的第二脉轮，代表着生命力、感官快乐），让孩子的心中充满热情与活力。扩香同时，大人可以变成孩子的好朋友，一起说着心事，甚至一起做梦也是很棒！

配方（**浓度2%**）

乳香精油	1滴	甜橙精油	2滴
真正薰衣草精油	1滴	小麦胚芽油	10毫升

TIPS 小麦胚芽油的气味就像到了小麦田般芬芳，在小麦田里开心奔跑，也能激发孩子的热情与活力。

分龄使用

分龄稀释 | 6个月以下➡0.5% | 7个月～1岁➡1% | 2岁以上➡2%以上

※可先尝试基本浓度稀释，如果擦了2次发现没有改善，则每次以0.5%增加浓度，并观察孩子的症状是否改善。

用法

1 **涂抹**：将所有配方倒入玻璃容器，混合均匀，涂抹于孩子的脐轮（七大脉轮中的第二脉轮，代表着生命力、创造力和感官快乐）。

2 **扩香**：将配方精油（不含基底油）滴入扩香仪，进行扩香；或是滴在掌心，搓热后盖在孩子的口鼻嗅吸。

使用次数 需要增加热情与活力即可使用。

扩香浓度 视室内空间大小而定。此精油配方适合13平方米大空间，需要精油共4滴；若是更大或更小空间，则依此酌量增减精油滴数。

注意事项 · 请注意"扩香浓度"所指示精油用量，若空间小却使用太多滴精油，反而浪费而且效果不佳。

· 未经稀释的精油具刺激性，不可直接涂抹皮肤。

其他延伸精油

依兰：依兰有花中之王之称，有助于产生活力和热情，可与配方中的薰衣草精油替换使用。

心理问题⑬ **起床气**

　　早上起床那一刻，孩子难免赖床或是有起床气，如果我们也用生气喊叫、怒骂的方式回应，反而会影响孩子和我们自己一整天的情绪，甚至拉低孩子的学习效率。像这种时候，我建议大家使用这组配方扩香，丝柏、乳香、香桃木、薄荷精油，它们清爽的气味具有提神和稳定心绪的效果，能让孩子的贪睡意念一扫而空，并舒缓刚起床时的坏脾气，也很适合在下午昏昏欲睡时使用喔。

配方

丝柏精油	2滴
乳香精油	2滴
香桃木精油	1滴
薄荷精油	1滴

用法

使用上列所有精油，也可使用一种精油进行扩香，只要记得滴数不需要太多，如此反而会因为到太强烈而影响孩子睡眠。将精油滴入扩香仪，进行扩香；或是滴在掌心，搓热后盖在孩子的口鼻嗅吸。

使用次数 一早起床，或下午精神低迷的时候使用。

扩香浓度 视室内空间大小而定。此精油配方适合20平方米大空间，需要精油共6滴；若是更大或更小空间，则依此酌量增减精油滴数。

注意事项 请注意"扩香浓度"所指示精油用量，若空间小却使用太多滴精油，反而浪费而且效果不佳。

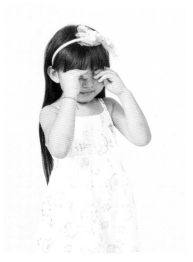

▲ 遇到小朋友起床心情不好时，可以用提神的精油为他们带来活力、帮助他们苏醒

其他延伸精油

迷迭香：嗅吸迷迭香精油有助于提升精神并舒缓焦虑，可与配方中的任一精油替换使用。

心理问题 ⑭ **缺乏灵感**

在面对美术、劳作、作文等需要灵感的作业时，有些孩子常常露出空洞的表情。这个时候，我会用乳香、薄荷精油扩香，或是稀释后擦在孩子的喉轮（七大脉轮中的第五脉轮，代表着沟通、灵感、人际关系、表达真实自我）。神圣的乳香精油具有修护心灵、提升创意的功效，加上薄荷精油的清香让孩子的大脑活络，有助于帮孩子启动丰富无限的想象力。

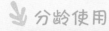 **配方**（**浓度2%**）

乳香精油 ·························· 2滴
薄荷精油 ·························· 2滴
小麦胚芽油 ······················ 10毫升

TIPS 小麦胚芽油保湿滋润性强，孩子闻到小麦气味也能活化脑部，带来更多灵感与创意。

 分龄使用

| 分龄稀释 | 6个月以下 ➡ 0.5% | 7个月～1岁 ➡ 1% | 2岁以上 ➡ 2%以上 |

※可先尝试基本浓度稀释，如果擦了2次发现没有改善，则每次以0.5%增加浓度，并观察孩子的症状是否改善。

用法

1 涂抹：将所有配方倒入玻璃容器，混合均匀，涂抹于耳后、太阳穴。
2 扩香：将配方精油（不含基底油）滴入扩香仪，进行扩香；或是滴在掌心，搓热后盖在孩子的口鼻嗅吸。

使用次数 缺乏灵感时即可使用。

扩香浓度 视室内空间大小而定。此精油配方适合13平方米大空间，需要精油共4滴；若是更大或更小空间，则依此酌量增减精油滴数。

注意事项 请注意"扩香浓度"所指示精油用量，若空间小却使用太多滴精油，则会形成浪费与不佳效果。
·未经稀释的精油具刺激性，不可直接涂抹皮肤。

其他延伸精油

葡萄柚：有激励人心、提神醒脑的效果，可与配方中的任一精油替换使用。

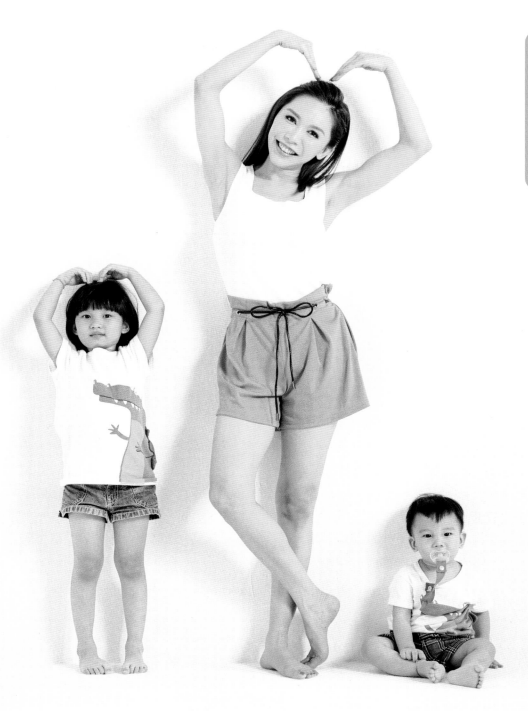

儿童芳疗的真实案例

孩子身体有小问题时，很多父母没有警觉心，都是等到症状变严重了，才紧张得像热锅上的蚂蚁，匆忙到医院就诊。但其实有很多问题，如果可以在平时通过精油芳疗达到保健与改善，都可以降低恶化的可能性。

和大家分享几个我自身或其他家长向我咨询后，帮孩子使用芳疗的实际案例，通过对症精油的舒缓，让孩子们在成长的过程中，能够更加平安健康！

案例1 肠绞痛（3个月·男孩）

我的儿子夏夏在3个月大的时候，因为肠胃尚未发育完全，经常出现胀气、肠绞痛的问题，有时候半夜睡不好，起来哇哇大哭，让我和老公整晚都没办法好好休息。

有许多可以针对肠胃功能舒缓不适的精油，其中我最常使用的是姜、茴香、柑橘精油，这些都属于比较温和、对小朋友不会太刺激的精油，也

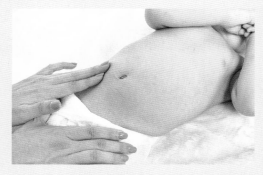

▲ 夏夏常有肠胃不适，我会以顺时针方式绕着肚脐按摩儿子的肚子

具促进肠胃健康、帮助消化的作用。因为夏夏当时未满6个月，浓度必须比一般儿童更低，于是我选择2～3款可以缓解肠胃不适的精油，先以基底油稀释成0.25%（25毫升基底油加1滴精油），接着按顺时针方向绕着肚脐按摩肚子，没过多久夏夏就会开始放屁，肠绞痛的症状也得到了缓解。

后来我每天都会为夏夏按摩一阵子，发生肠绞痛的次数逐渐减少，排气和排便也顺畅许多，现在夏夏1岁半，很少再出现类似的问题。

案例2　湿疹（1岁4个月·男孩）

　　我经常遇到家长来询问，应该如何使用精油处理湿疹问题？

　　小朋友的湿疹真的非常棘手，尤其是闷热潮湿的夏天，一流汗皮肤就开始泛红、搔痒，甚至抓到破皮流血。我遇到的这位孩子也是，白嫩的肌肤因为湿疹问题抓得伤痕累累、又痒又痛，导致整天哭不停，当我看到时感到既心疼又难过，于是赶紧告诉小男孩的妈妈应该如何改善。

　　在使用精油之前，我会先询问孩子的生长环境、饮食习惯，因为除了需要依照年龄调整精油浓度外，治标也得治本。如果孩子长期处于容易引发湿疹的环境，例如，房间湿度太高、灰尘多，或是常吃某种容易过敏的食物，长期如此，即使暂时用精油得到舒缓，过不久也很容易复发。

　　当确认环境细节后，就可以使用德国洋甘菊、真正薰衣草、柠檬、薄荷、乳香精油，选几款轮流搭配，稀释至适当比例后每天涂抹，或可参考护臀膏（122页）。这位妈妈听从我的建议后回家试试，过几天就发信息跟我说："孩子的湿疹好转很多！"，我最喜欢看到这样的信息，真心替这些长期为孩子肌肤问题苦恼的父母感到开心。

案例3　消除针眼（1岁7个月·女孩）

　　这个案例是发生在我的大女儿等等身上。等等1岁7个月的时候，某天眼睛上突然长了一个小小的肿包。我刚开始不以为意，没想到肿包越长越大，最后大到眼睛像被打了一拳！赶紧带她去医院检查后，发现那是一颗很大，而且已经定型的针眼。更可怕的是，因为等等年纪太小，只能选择全身麻醉动手术，或是等

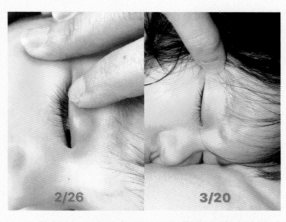

▲ 女儿长针眼后，涂了稀释后的乳香精油获得改善，使用前（左图）后（右图）

她5岁之后再开刀……等等的年纪还这么小,我怎么忍心让她进行全麻手术?但如果不开刀,难道女儿要这样带着针眼直到5岁吗?我好纠结、好无助、好难过!

于是,我转而从芳疗下手,尝试有可能舒缓针眼的精油。我用对眼疾有帮助的乳香精油,稀释到1%后早中晚各一次涂抹于孩子的患处(小心不能让精油渗入眼睛),大约一个月的时间,针眼真的逐渐好转,甚至痊愈了。

在这之后,为了避免等等的针眼复发,我还是经常在睡前滴一滴乳香精油在手心,搓热后帮等等熏眼(手掌与眼睛需有空间,请她睁开双眼来熏眼),现在等等快5岁了,目前没复发过。

案例4 感冒流鼻涕(2岁·女孩)

我有一位朋友的女儿经常感冒,每次感冒就会流鼻涕,严重的时候还会因为鼻涕倒流而咳嗽、睡不着,不仅孩子不舒服,全家人也跟着无法好好睡觉。

后来我请她在白天尝试用香桃木、尤加利、真正薰衣草、丝柏、黑云杉精油轮流扩香,可以缓解呼吸道的不适,并在睡觉时用雪松精油扩香,能减少鼻涕等分泌物产生。我的孩子在生病时,也是以同样的方式缓解感冒流鼻涕的症状。

朋友回去照着我的方法做,发现女儿的症状改善不少,虽然无法立即止住大量鼻涕,但至少晚上可以好好睡觉,持续维持几天后就大幅好转。

案例5 蚊虫叮咬(3岁·女孩)

女儿等等的皮肤非常敏感,只要被蚊虫叮咬,皮肤就会出现红肿,不但严重发炎,一肿就是好几个星期,有时还会挠破。

为了避免这样的情形,平常我会做防蚊喷雾(136页)备用,也会让女儿随身带着蚊虫叮咬膏(123页),一旦发现被叮咬赶快涂抹,红肿和瘙痒就能加速消退,也不必担心小朋友忍不住抓伤皮肤。

在家我也会使用真正薰衣草、柠檬、薄荷、德国洋甘菊精油,稀释至1%后,为她涂在蚊子叮咬的部位,每一小时擦一次,果然很快就能止痒且红肿逐渐消失。

案例6 多动症（7岁·男孩）

有一次在家庭聚会中，我发现其中一个孩子的状态有些特别，不停动来动去，而且一直不停说话，即使妈妈要求他安静或坐好也还是一样。于是我和男孩的妈妈聊聊后，才发现原来孩子被医生诊断出有多动症，现在已经升小学一年级，但孩子的状态很难适应一般的教育体系。

由于岩兰草、大西洋雪松精油都具安抚作用，可以镇定心神，我建议这位妈妈回家后将这两种精油稀释至2%，每天数次，为孩子涂抹在比较容易吸收的太阳穴、颈部、耳后、心脏、手腕部位，可获得改善。当症状比较严重时，每2～3小时就涂抹一次，持续使用过了几个月，这位妈妈特地来找我，跟我说他孩子的多动症状改善许多，真的很替她及男孩感到开心。

案例7 撞伤擦伤（1岁·男孩）

我的大女儿等等是个文静的小孩，但儿子夏夏却完全不同。再怎么盯着他，只要一闪神，他就不知道钻到哪里去，磕碰更是常有的事。就像前几个月，他本来在旁边玩得好好的，突然传来惊天动地的哭声，原来是他一直去烦正在看书的姐姐，不小心被姐姐推出去撞到头。当时我没有太在意，没想到过

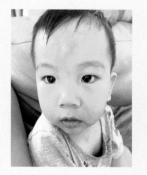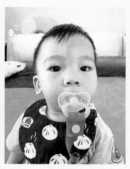

▲ 儿子撞到头后，抹了数天药膏的修复前（左图）后（右图）对比

没多久，他走一走又突然撞到，"嘭！"好大一声，整个人正面朝下往前倒，本来已经微微泛红的额头，立刻变得红彤彤。

我赶紧趁伤口还没肿起来，使用有止痛、消炎、消肿功效的薰衣草、茶树、永久花，以基底油稀释到5%后擦在他撞到的伤口上，2个小时擦一次，大概不到半天，本来红红的地方开始肿了起来，然后再过个几天，就渐渐消肿了，效果非常好。推荐家里有幼儿的父母，随时准备几罐对跌倒撞伤有效的精油放在家里，也可以参考护臀膏（122页）的配方，做成消炎油膏备用。

增进亲子关系的互动按摩

通过父母的双手为孩子按摩，除了让他们感受温暖与被爱，更能增加孩子的安全感，对身心发展有更好的帮助。这里将告诉大家芳疗按摩对宝贝有什么好处，并提供按摩手法与环境气氛的营造，通过芳疗按摩的互动，有助于和孩子增进良好的亲密关系！

按摩对孩子的好处

胎儿在妈妈的肚子里的时候，身体被紧紧包裹着，宝宝就可以很放心在妈妈的肚子中长大；当宝宝诞生时，身体被包覆的感觉就不见了，他（她）顿时失去安全感，就会经常有神经反射的惊吓反应（例如，手脚突然抖一下），这时候父母就需要开始为孩子按摩，找回他们的安全感。

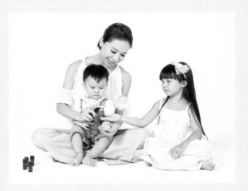

看看你或四周景象，能帮助孩子的触觉、嗅觉、视觉、听觉能力发展。经按摩后得到放松的身体，在夜晚也能更易入睡，做个甜美的梦。

促进人际交流，勇于表达

许多相关研究指出，从婴儿时开始按摩，持续到儿童时期，通过父母与孩子的眼神交流与身体接触，按摩可以熟悉彼此的气味、互相倾听，不仅可以增进亲子关系，也会使孩子长大后的人际关系变得更好，并勇于表达自我与沟通。

歌唱说话提升感官发展

父母为孩子按摩时，可以边按摩边对宝贝哼哼唱唱或说说话，让他（她）

新生儿和婴幼儿按摩区别

新生儿可以抹些甜杏仁油按摩（6个月以下的婴儿可先使用植物基底油即可），通过父母与孩子肌肤的接触与熟悉的气味，除了舒缓不安及紧张情绪外，也能让亲子之间可得到更多互动及心灵上的联系。6个月以上婴幼儿可适度搭配精油按摩，精油与基底油（植物油）稀释比例为1∶10，即1滴精油和10毫升基底油混合，可挑选温和的精油，例如，真正薰衣草、乳香等精油。

日常保健按摩

通过大人的双手为婴儿按摩的举动，称为"被动式按摩"。新生儿刚出生时因为身体还没有足够的力量能自主性运动，所以需要父母协助让孩子有充分的肢体伸展和活动。父母可以通过双手来按摩他（她）的身体，让肌肉得到被动式运动，被动式的肌肉伸展，有助于宝宝的运动神经系统发育完善。当然，幼儿与学龄前儿童也可以依照相同方式按摩。

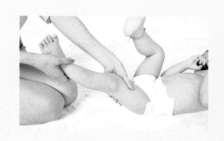

热油

A 把基底油倒在父母在掌心，利用双手摩擦的温度让油稍微有点温度，才不会因为冰凉吓到宝宝。

B 先从正面开始，将油均匀擦在孩子身体，然后按从上到下的顺序、从内到外的方式，用轻柔的力道按摩。

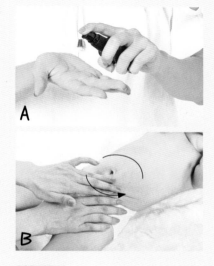

四肢

A 父母的大拇指和食指呈C形手势，圈住孩子的手臂，从肩膀开始由内向外，边旋转边往外滑动。

B 双脚也是依此C形手势按摩，由孩子的髋骨和大腿的连接处开始，边旋转边向下滑动。

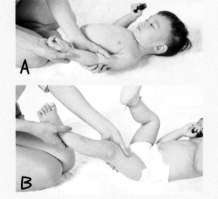

🖐 手掌

A 孩子的手掌也需要按摩，父母用双手大拇指轻压于孩子的手掌，然后向外轻轻滑动。

B 手指也是用父母的大拇指进行按摩，由孩子的手掌和手指之连结处开始，再轻轻向外滑动。

C 当父母的手指滑到孩子的指尖时，再稍微轻压孩子的手指腹2~3下，这个按摩动作不仅可促进孩子末梢神经循环，也能加强其肌肉力量。

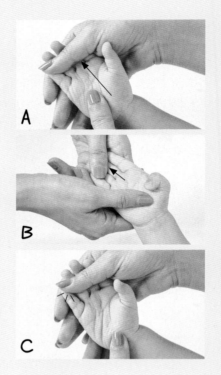

🖐 背部

A 父母先坐在床上或平坦舒适的地毯上，以免小孩突然翻身造成危险性。双脚向前并拢伸直后，让孩子趴在床上或父母的大腿上（头部在大人的膝盖，双脚在大人的腹部），双脚打开在大人的腰旁边。

B 按摩手势也是从上到下、由内到外进行。

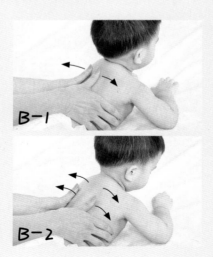

脚掌

A 脚掌的按摩与手掌一样，父母用大拇指双轻压孩子的脚掌，然后向外轻轻滑动，当手指滑到孩子的脚尖时，再稍微轻压孩子的脚趾腹2~3下，这个按摩动作可促进孩子的末梢神经发育。

有症状的按摩法

当小朋友有胀气、肠绞痛、气管过敏、呼吸道感染等健康问题，可以通过适合的精油搭配基底油稀释后涂抹，精油按摩可以帮助孩子促进肠胃蠕动、舒缓呼吸道不适。南方湿气很重，儿童娇嫩的皮肤容易引起湿疹。这时候除了改善环境、控制饮食外，也能通过芳疗按摩将体内的湿气排除，让孩子的身体更健康。

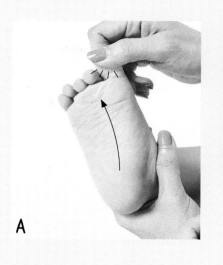

A

舒缓胀气与肠绞痛

A 准备精油（姜、薄荷、胡萝卜籽）与基底油混匀后，倒入父母的掌心搓热，详细配方见胀气、肠绞痛（77页）。

B 父母可依顺时针方向，以孩子的肚脐为中心，用手指轻轻画10圈后往鼠蹊部下滑，重复动作约5次，能舒缓胀气和肠绞痛问题。过2小时后若未改善，再重复操作。

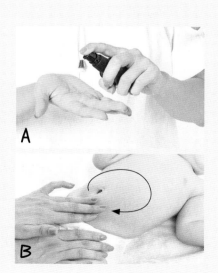

A

B

🌿 加强呼吸道功能

A 准备精油（澳洲尤加利、丝柏、茶树）与基底油混匀后，倒入父母的掌心搓热（详细配方见"鼻塞"76页）。

B 在孩子身上找到印堂穴、迎香穴、风池穴。

C 父母用指腹于这些穴位采轻压式按摩，待2~3小时再按摩一次，可舒缓呼吸道不适及帮助轻松入眠。

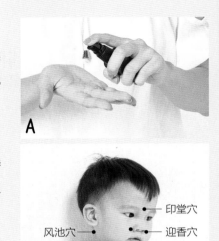

印堂穴
风池穴
迎香穴

🌿 去除体内湿气

A 准备精油（姜2滴、丝柏1滴、柠檬草1滴）与10毫升基底油混匀后，倒入父母掌心搓热。

B 在孩子的四肢按摩排除湿气，首先父母的大拇指和食指呈C形手势，圈住孩子的手臂，从肩膀往下经由手臂一直往下滑到手指。

C 双脚也是依此C形手势按摩，由孩子的髋骨和大腿之连接处开始，经由大腿往下后到小腿、脚趾，边旋转边向下滑动。

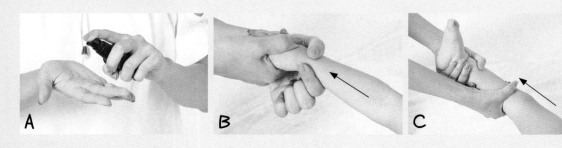

按摩注意事项

为孩子按摩时，除了准备按摩油，还需要注意几项重点，才能让按摩过程顺利，让宝贝不会排斥按摩，甚至爱上芳疗生活！

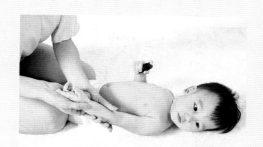

🌿 需要准备的物品

准备一个软硬适宜的软垫，为小朋友按摩时可在软垫上进行（软垫太软父母不好使力，软垫太硬则容易让宝贝在按摩时因为身体碰撞到硬的垫子而感到不舒服），接着在软垫上铺一条大毛巾，因为会使用按摩油按摩，铺大毛巾能让油不直接与软垫接触，当按摩完后，直接将大毛巾清洗即可，就不需要每次清洗软垫。

🌿 环境温度与灯光

室内温度调至28℃，若太冷则宝贝容易着凉，太热容易让孩子心情烦躁而不想继续；室内灯光不需要太亮，以小黄灯照明；室内保持安静，这时候可以放古典音乐或轻音乐，音量不需太大，如此能让宝贝的身心慢慢放松，不再抗拒按摩。

🌿 按摩最佳时间点

如果是全身性按摩，可以在每天洗澡后或睡觉前（午睡或晚上就寝前）为小朋友按摩；若是局部按摩，最好在饭前30分钟，或饭后2小时按摩，千万别在吃完饭后立刻按摩，容易引起孩子的肠胃不适，造成反效果。

🌿 按摩时间长度

按摩的时间20～30分钟就好。如果时间太长，宝贝失去耐性而开始扭动身体、想要挣脱，就无法好好享受按摩的舒适感了。

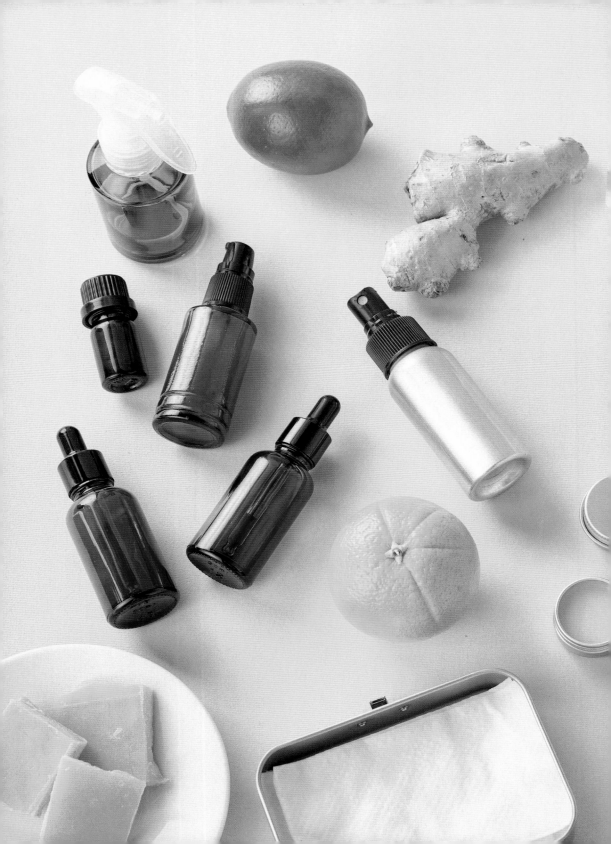

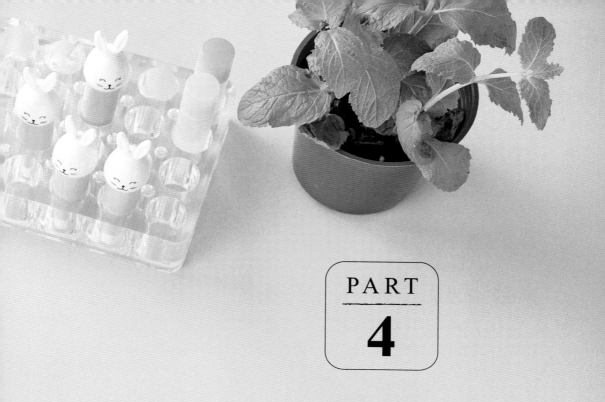

打造天然保护力

用精油自制
25款清洁护肤品

市售清洁护肤品琳琅满目，但很难确定是否添加不明化学成分，对儿童稚嫩的肌肤带来伤害，甚至导致过敏体质！本章节将介绍使用天然无害的材料亲手制作的日常用品，不仅做法简单、成分天然，还能省下不必要的花费。

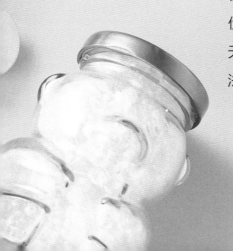

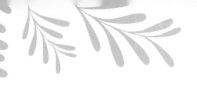

守护孩子避免环境毒害

以前我对日常清洁用品及护肤品的选择，就是"可以用很久、便宜、很香、很快买到。"不会仔细了解成分，更不会要求是否天然……但当了妈妈后，我才意识到原来这些每天使用的东西，会对身体造成这么大的改变，尤其是对还在成长发育中的孩子们影响更大，不能掉以轻心。

矫正购物思维，为孩子的健康把关

　　自从"升级"当妈妈之后，每当要购入清洁用品或孩子们的洗发水、沐浴露和乳液时，我为了家人的健康，现在都会特别注意里面的成分，这才发现我以前的购物思维真是错误到了极点，原来我身边充斥着许多人工合成的化学成分及人工香精，这些对于人体可能有不良影响。

　　若按照以前的思维购买清洁用品，那么我不是帮助小孩健康成长，而是在"毒害"小孩的健康，尤其是可怕的"经皮毒"，经皮毒是化学毒物经过皮肤进入身体，进而产生细胞病变，这真的是一件非常可怕的事！回想起来，要是现在还不好好纠正自己对于使用日常清洁用品及护肤品的错误观念，我就不是一个尽责的妈妈。

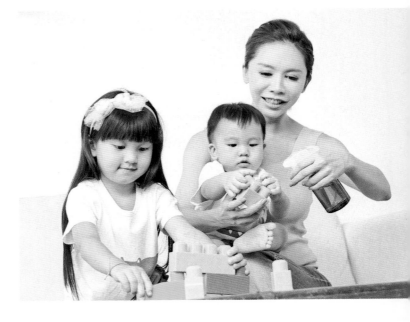

为家人打造天然无毒的居家环境

现在，我对于家人日常生活中会接触到的东西，都尽量讲究"天然、无毒、健康"，不仅仔细挑选，甚至自己动手做，例如，买面包机亲手做面包，买制面机自己做面条，就差没有买田地耕作。正因如此，我也展开丰富的手作生活。其中，我最常做的就是使用天然成分调配家用的清洁用品与孩子的盥洗用品，慢慢爱上这样手作的感觉真好！

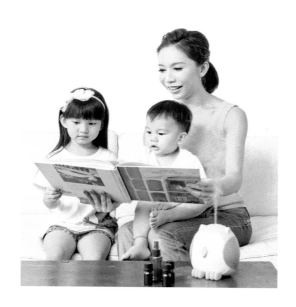

手作成品完成，看着家人们使用得很开心，我也有很大的成就感，不仅能同时达到天然、无害且健康的要求，而且过程简单又有趣，还能量身订制，今天如果想要比较浓稠一点的乳液，就调制得浓稠一点；想要改变宝宝沐浴盐气味，就自己稍微调整配方，利用精油的天然香味和功效，调配喜欢或需要的配方。更开心的是，可以时时变换，今天用茶树精油做洗发水，下星期换个心情，换成柠檬精油洗发水来洗发，非常天然健康。虽然以天然精油和材料制作的成品保质期很短（因为没有加防腐剂），但至少安全，身为母亲的我能够放心使用在孩子身上。

我希望身边的家人、朋友也能健康，于是开始教周围的亲友做天然的日常清洁用品与护肤品，家中只要准备几样工具和基本材料、几瓶精油，就能立刻随心所欲手作，一点都不困难！希望借由这本书，也能让大家从今天开始，一起用天然产品照顾自己和家人的健康，只要了解书中基本原理，再按照这个单元的配方制作，就可以打造无毒的空间，拥有健康的身体，现在，就让我们来进行快乐的手作吧！

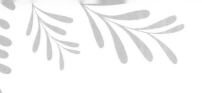

基本材料&器具介绍

所谓"工欲善其事，必先利其器"，这道理也同样适用于手作清洁护肤品上。所以在制作前务必花点时间认识材料的特性、器具的用途，才能避免花冤枉钱。同时需做好消毒，才能防止成品污染或很快变质。

基本材料

🌿 植物油

精油需要经过植物油稀释，才能涂抹在肌肤上，而且植物油也有加强保湿的功效。可以依喜好和需求自行挑选植物基底油或复方的天然植物混合油，购买时请注意成分标示，选择成分单纯、天然的产品。

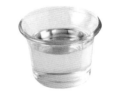

🌿 黄蜂蜡

又称为蜜蜡，是蜜蜂用来筑蜂巢的分泌物，也是天然的凝固剂，具有遇高温熔化、低温固化的特性，经常用来制作护唇膏、紫云膏、手工皂等。建议选择未精制的黄蜂蜡，可以向蜂农直接采购，或是在烘焙材料商店、手工皂材料商店、化工商店购买。

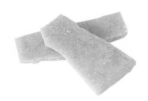

🌿 小苏打粉

温和又环保的天然去角质成分，溶于水后呈弱碱性，有助于洗净皮肤上的脏污，因此时常用于制作沐浴盐，其粉状质地也能吸收精油，让精油和盐混合更均匀。

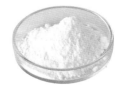

弱酸性起泡剂

温和的表面活性剂，可以将分离的水和精油均匀混合，具有良好的发泡和去污特性，且对肌肤的刺激性较低，经常拿来做洗发水、洗面乳等制品。

乳化剂粉

用于将不相容的水和油均匀凝固成霜状的材料，可达到增稠的效果。市售的乳化剂种类很多，可选择成分天然的卵磷脂乳化剂粉。

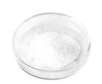

纯水

可直接使用静置一天的自来水、过滤水，或购买市售矿泉水。

纯露

植物提炼出精油后，剩下的水相就是纯露，虽然浓度不如精油高，但也具有植物香气和一定功效。

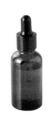

75%酒精

适合用来消毒使用的器具，如果是耐热的工具或容器，也可以放入煮沸的开水中加热杀菌。喷完酒精的器具，必须静置等酒精完全挥发后再使用。

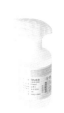

芦荟胶

为天然的增稠剂，具有保湿效果，用来制作免洗洗手液时，也可以延缓酒精挥发的时间，让免洗洗手液在手上停留的时间稍微长一些。

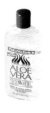

✿ 盐

精油和水彼此不相容，但利用亲水性强的盐，可以帮助让精油顺利溶解，油水结合的结构也会更为稳定，同时，还具有防腐的作用。原则上使用一般食盐也可以，但建议使用海盐、玫瑰盐，含有丰富矿物质外，做成沐浴盐，也可以达到去角质的作用。

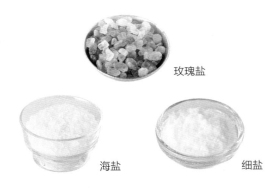

玫瑰盐

海盐

细盐

基本器具

✿ 盛装容器

精油具有腐蚀性，遇到光容易变质，因此盛装精油制品的容器，必须使用避光的玻璃材质，或可耐精油的塑料材质。容器可依据需要的功能安装喷头或压头。

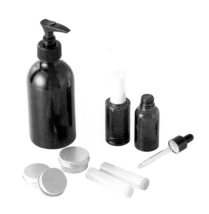

✿ 玻璃烧杯、量杯

制作精油清洁或护肤品的材料大部分是液态，所以使用烧杯装盛、量杯测量比较方便。要选择可以加热的玻璃材质，使用上没有安全疑虑，也不怕精油造成塑料侵蚀的为宜。

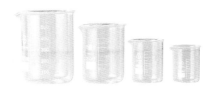

电子秤

精油制品不耐久放，建议每次制作的量不宜太多，因此在称量材料时，以可测量到"克"单位的电子秤为佳。

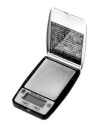

量匙

市售量匙为一组4支，适合用来量取少量粉类或盐的工具。

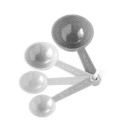

搅拌棒

多为玻璃材质，用来搅拌或混合材料时使用。最好选择玻璃材质，也可以用家里现有金属或玻璃材质的搅拌棒、筷子、汤匙等代替，但要避免长时间浸泡在精油中。

滴管

精油容易挥发，所以建议每次制作少量即可。滴管是吸取少量几滴的液态材料的最佳工具，可以避免一不小心下手太重。

电磁炉

使用蜂蜡等需要加热融化的材料的电器用品，也可以燃气炉隔水加热，但必须注意安全性，避免瞬间高温而导致危险。

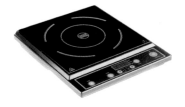

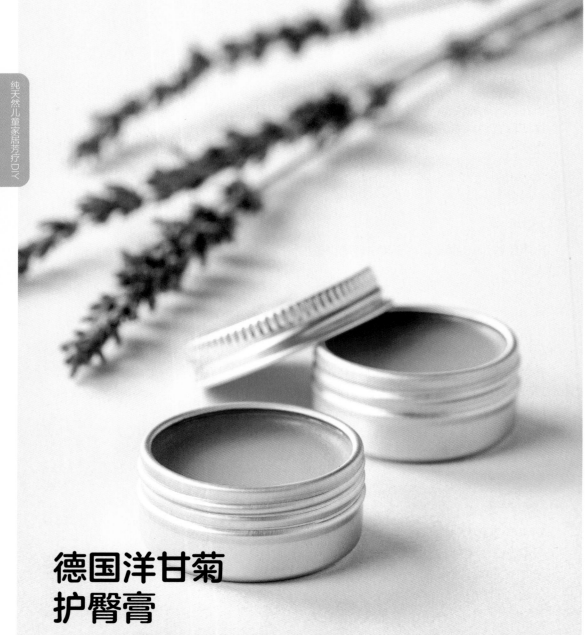

德国洋甘菊
护臀膏

婴儿每天都要包尿布，常常因为屁股闷热或尿布品质不良，导致屁股红肿，甚至出现溃烂的伤口，真的让父母很崩溃心痛！此时，天然的护臀膏就是很好的帮手。精油膏的制作方法很简单，而且不容易挥发，在皮肤上可以撑得比较久，只要参考比例替换其他配方，也能自己做出具有各种功效的精油膏，方便携带又好用！

材料

黄蜂蜡 ⋯⋯⋯⋯ 2克
金盏花油 ⋯⋯⋯ 8毫升
德国洋甘菊精油 ⋯ 1滴
真正薰衣草精油 ⋯ 1滴
柠檬精油 ⋯⋯⋯⋯ 1滴
茶树精油 ⋯⋯⋯⋯ 1滴
75%酒精 ⋯⋯⋯⋯ 适量

工具

10克铝盒 ⋯⋯⋯⋯ 1个
玻璃烧杯 ⋯⋯⋯⋯ 1个
搅拌棒 ⋯⋯⋯⋯⋯ 1支
电磁炉 ⋯⋯⋯⋯⋯ 1个

保存方法 放置阴凉干燥处。

保存期限 3~4个月

如何使用 每2小时擦一次，直到改善尿布疹。

注意事项

· 精油不耐热，必须等黄蜂蜡降到60℃以下，再倒入精油。
· 白蜂蜡经过精制，使用于孩子身上以天然的黄蜂腊为佳。
· 消毒用酒精请远离火源，喷于装盛容器后静置到完全干燥、挥发再使用。
· 金盏花油可替换成书中介绍的任意一款基底油。

制作方法

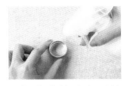 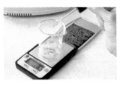 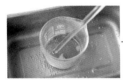 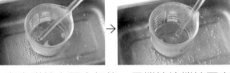

1 铝盒内外喷上75%酒精清洁消毒，放置通风处干燥。

2 黄蜂蜡、金盏花油放入烧杯。

3 在电磁炉上隔水加热，用搅拌棒搅拌至完全融化。

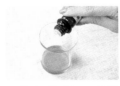 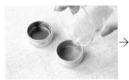 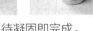

4 烧杯静置5~10秒钟，再倒入所有精油摇匀。

5 接着倒入铝盒，待凝固即完成。

其他配方

茶树蚊虫叮咬膏

黄蜂蜡 ⋯⋯⋯⋯ 2克　　柠檬精油 ⋯⋯⋯⋯ 1滴
植物油 ⋯⋯⋯⋯ 8克　　乳香精油 ⋯⋯⋯⋯ 1滴
茶树精油 ⋯⋯⋯ 1滴　　真正薰衣草精油 ⋯ 1滴

※让儿童被蚊虫叮咬的地方能止痒消肿，还可以修复伤口。

香桃木舒咳膏

黄蜂蜡 ⋯⋯⋯⋯ 2克　　柠檬精油 ⋯⋯⋯⋯ 1滴
植物油 ⋯⋯⋯⋯ 8克　　乳香精油 ⋯⋯⋯⋯ 1滴
香桃木精油 ⋯⋯ 1滴　　姜精油 ⋯⋯⋯⋯⋯ 1滴

※将精油擦在儿童的咽喉、前胸后背，能帮助咳嗽舒缓。

薰衣草
好眠沐浴盐

泡澡不仅可以舒压，还能帮助身体肌肉达到放松的效果，以薰衣草精油制作沐浴盐，其气味温和，是孩子很喜欢的味道，也具有使人充分放松的功效。若能于睡前使用薰衣草沐浴盐泡澡，无论成人还是儿童都可以获得一夜好梦！

材料

小苏打粉	10毫升
海盐	30毫升
真正薰衣草精油	5滴
75%酒精	适量

工具

100毫升玻璃密封罐	1个
搅拌棒	1支

保存方法 放置阴凉干燥处。

保存期限 2个月

如何使用 可泡身体浴或足浴约20分钟、水的温度37～39℃，身体浴使用浴盐量约30毫升、足浴约10毫升浴盐量。

注意事项

· 真正薰衣草精油可以依照喜好和功能需求，换成其他喜欢的香气，例如，甜橙、柠檬、香柠檬精油。

· 海盐与可以换成玫瑰盐。

· 使用小苏打粉可以帮助精油和盐混合均匀。

· 消毒用酒精请远离火源，喷于装盛容器后静置到完全干燥后再使用。

制作方法

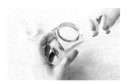

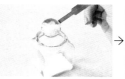 →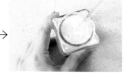

1 密封罐内外喷75%酒精清洁消毒，放置通风处干燥。

2 将小苏打粉、海盐倒入密封罐，混合后搅拌均匀。

TIPS 混合时也可以直接盖上瓶盖后摇匀。

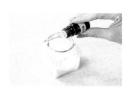

3 再加入真正薰衣草精油，搅拌均匀即完成。

其他配方

生姜御寒沐浴盐

小苏打粉	10毫升
海盐	30毫升
姜精油	5滴

※将精油换成姜，在冬天泡澡时使用，可帮助增强免疫力、保暖御寒。

罗文莎叶抗菌沐浴盐

小苏打粉	10毫升
海盐	30毫升
罗文莎叶精油	5滴

※将精油换成罗文莎叶，当孩子生病感冒时，可以帮助杀菌、增强免疫力。

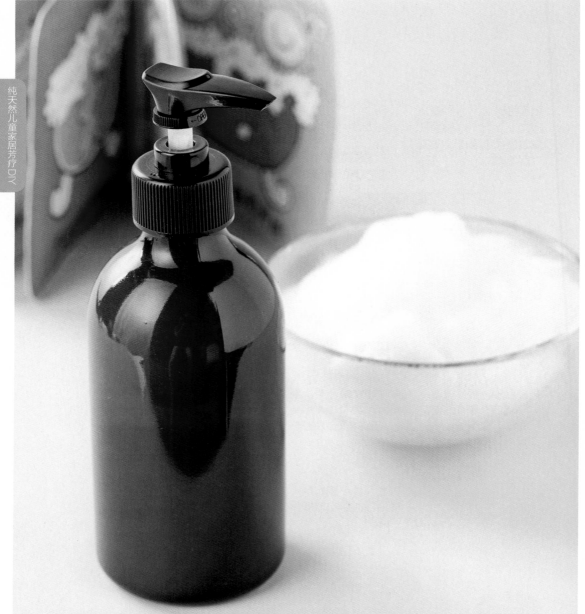

雪松柔顺洗发水

洗发水对儿童非常重要，选择对的洗发水能让孩子的头发不毛躁、不打结，否则每次洗完头后梳头发，孩子都会因为头发梳不开、不舒服而哇哇大哭。若使用化学成分过多的洗发水，也会对身体有害，所以自制天然洗发水对家人是最健康的保护！

材料

弱酸性
　起泡剂　　　　　160毫升
纯水　　　　　　　200毫升
大西洋雪松精油　　4滴
盐　　　　　　　　30克
75%酒精　　　　　适量

工具

玻璃烧杯　………　1个
搅拌棒　…………　1支
500毫升空瓶　……　1个

保存方法 放置阴凉干燥处。

保存期限 1个月

如何使用 使用前摇晃均匀，将洗发水倒在掌心，搓出泡沫后抹于头发并按摩，洗头约3分钟后再以清水冲洗干净即可。

注意事项

· 盐可换成海盐或玫瑰盐，盐有助于让本来不相容的油水可以溶合。
· 消毒用酒精请远离火源，喷于装盛容器后静置到完全干燥、酒精挥发再使用为宜。

制作方法

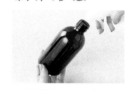

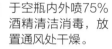

1 于空瓶内外喷75%酒精清洁消毒，放置通风处干燥。

2 弱酸性起泡剂、纯水、精油依序倒入玻璃烧杯。

3 搅拌均匀。

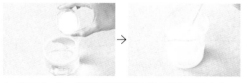

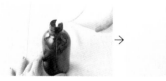

4 再加入盐，继续搅拌至盐溶解并呈乳白色。

5 接着倒入空瓶，就可以使用了。

其他配方

茶树舒爽洗发水

弱酸性起泡剂　………………………160毫升
纯水　…………………………………200毫升
盐　……………………………………30克
茶树精油　……………………………4滴

※将精油换成茶树精油，不仅助杀菌，还能让头皮清爽舒适，很适合在外面奔跑一整天，玩得满头大汗、全身脏兮兮的孩子。

乳香保湿乳液

儿童的皮肤很细嫩，但也很容易因天气干燥而让皮肤干痒不舒服，甚至抓伤。在皮肤干燥的时候擦上加入精油的保湿乳液，不但能使皮肤滋润、不会裂开，也因为乳香精油对于肌肤的修复效果很强，可以让干燥造成的皲裂伤口加快复原的速度。

自己制作乳液，除了同时达到稀释精油浓度和保湿的作用外，也可以自己添加需要的配方，如加入具有防晒功效的胡萝卜籽精油，就是现成的儿童防晒乳。不想自己调配的人，也可以购买成分天然、儿童适用的乳液，依比例滴入需要的精油混匀即可。

材料

植物油	10毫升
乳化剂粉	1.5克
纯露	40毫升
乳香精油	12滴
75%酒精	适量

工具

玻璃烧杯	1个
搅拌棒	1支
滴管	1支
50毫升空瓶	1个

保存方法 放置阴凉干燥处。

保存期限 2周

如何使用 将乳液倒在掌心，均匀擦在孩子的身体即可。

注意事项

· 添加乳化剂、纯露时勿一次倒太多，分次慢慢加入较容易搅拌均匀。

· 纯露可视质地情况调整，过于浓稠时稍微增量，反之则减少。

· 乳香精油可以依照需要的功能或喜欢的香气，换成其他精油，例如，真正薰衣草、橙花精油。

· 如果发现乳液变色或气味怪异，即表示变质、产生氧化，就不宜使用。

· 消毒用酒精请远离火源，喷于装盛容器后静置到完全干燥、挥发再使用。

· 金盏花油可替换成书中介绍的任意一款基底油。

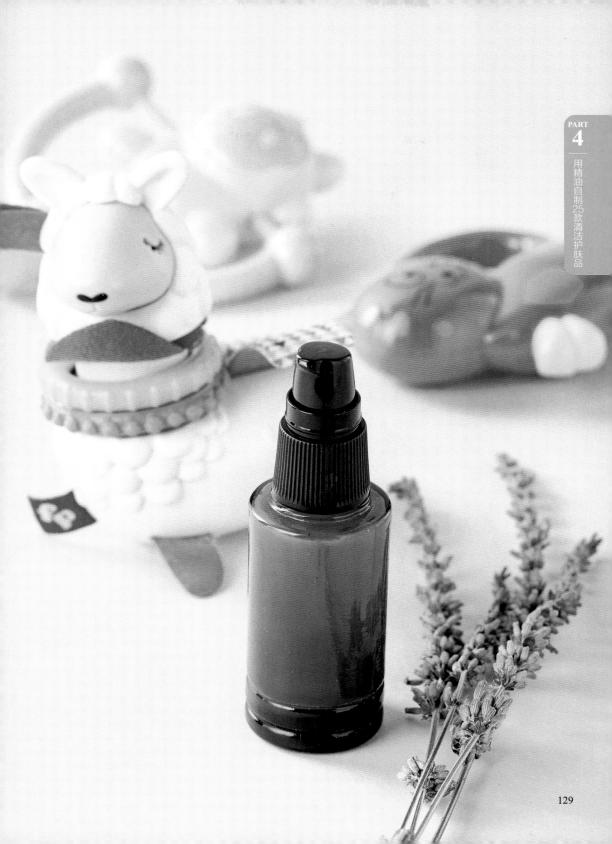

制作方法

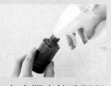
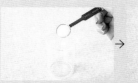

1 在空瓶内外喷75%酒精清洁消毒，放置通风处干燥。

2 植物油倒入烧杯中，再分次加入乳化剂粉，用搅拌棒混合均匀。

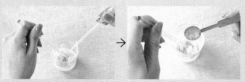
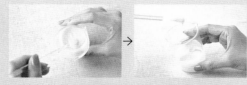

3 接着用滴管慢慢滴入纯露混合。分多次添加，乳化剂粉、纯露较好混匀。

4 持续搅拌至豆腐乳块状即代表快完成，再搅拌至乳状。

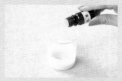
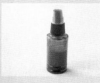

5 最后再加入乳香精油，搅拌均匀。

6 小心倒入空瓶，盖上瓶盖即完成。

其他配方

胡萝卜籽防晒乳液

植物油	10毫升
乳化剂粉	1.5克
纯露	40毫升
胡萝卜籽精油	12滴

※将精油换成胡萝卜籽精油，准备外出时可擦在身体上，能避免阳光直晒而让皮肤晒伤。

德国洋甘菊镇静乳液

植物油	10毫升
乳化剂粉	1.5克
纯露	40毫升
德国洋甘菊精油	12滴

※将精油换成德国洋甘菊精油，能修复日晒后受伤的皮肤。

甜橙舒缓乳液

植物油	10毫升
乳化剂粉	1.5克
纯露	40毫升
甜橙精油	12滴

※将精油换成甜橙精油，在孩子睡前可使用，帮助孩子一夜好眠。

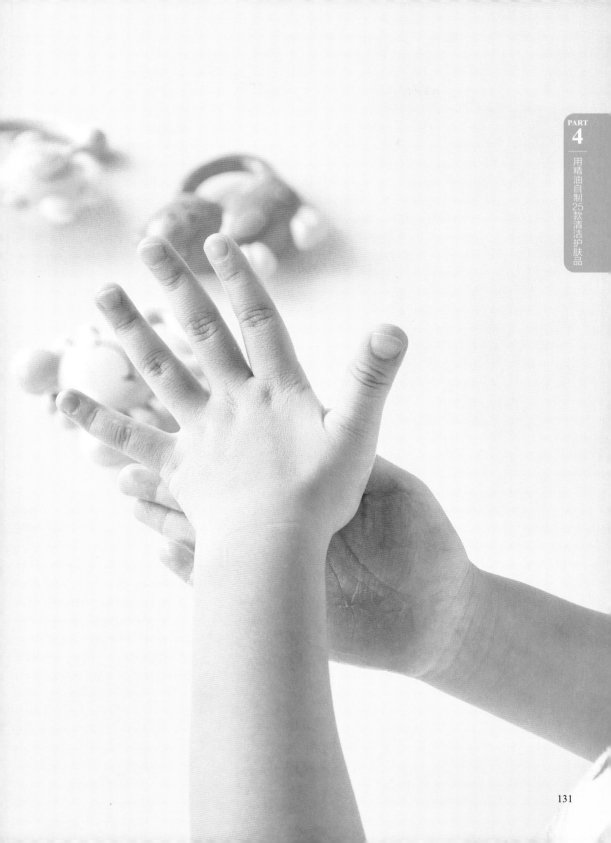

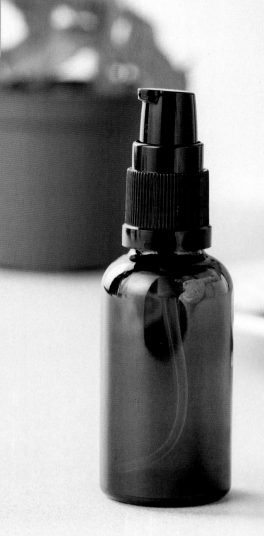

柠檬消毒免洗洗手液

带孩子出门，最担心的就是找不到地方洗手清洁，尤其他们很喜欢到处摸索，很容易感染病毒。这时候免洗洗手液就是最可靠的救星，但市面上贩售的免洗洗手液，可能含较刺激的成分，建议父母自己做，方法简单、功效更强，而且添加喜欢的香气后，孩子也更喜欢洗手了。

材料

75%酒精 ⋯⋯ 80毫升
芦荟胶 ⋯⋯⋯ 20毫升
柠檬精油 ⋯⋯ 20滴

工具

120毫升玻璃瓶 ⋯ 1个
玻璃烧杯 ⋯⋯⋯ 1个
搅拌棒 ⋯⋯⋯⋯ 1支

(保存方法) 放置阴凉干燥处。

(保存期限) 3~4个月

(如何使用) 免洗洗手液倒在掌心，双手搓揉20秒钟，达到杀菌的
效果。

(注意事项)

· 玻璃瓶可换成塑料瓶，记得挑选2号和5号的材质，才能装酒精且
不易被溶胶。

· 制作免洗洗手液所使用的茶树精油量比较大，才能达到杀菌的效
能；柠檬精油可换成尤加利、乳香、罗文莎叶精油。

· 消毒用酒精请远离火源，喷于装盛容器后静置到完全干燥、酒精
挥发再使用为宜。

制作方法

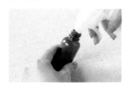 → 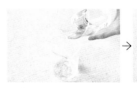 →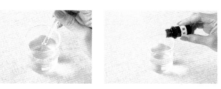

1 玻璃瓶内外喷75%
酒精清洁消毒，放
置通风处干燥。

2 将75%酒精、芦荟胶倒入烧杯中，混合搅
拌均匀。

3 再滴入柠檬精油，
搅拌均匀。

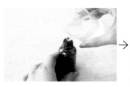 →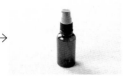

4 接着倒入玻璃瓶，静置直到调制的液体变成
黏稠透明状即可。

(其他配方)

甜橙杀菌免洗洗手液

75%酒精 ⋯⋯⋯⋯⋯⋯⋯⋯⋯⋯⋯⋯ 80毫升
芦荟胶 ⋯⋯⋯⋯⋯⋯⋯⋯⋯⋯⋯⋯⋯ 20毫升
甜橙精油 ⋯⋯⋯⋯⋯⋯⋯⋯⋯⋯⋯⋯ 20滴

※甜橙精油可以消毒，甜甜的香气也很受孩子
喜爱。

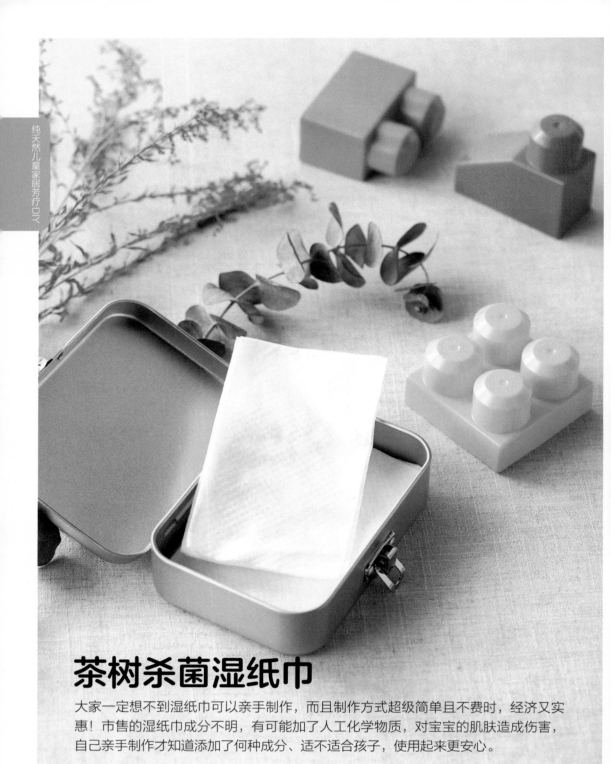

茶树杀菌湿纸巾

大家一定想不到湿纸巾可以亲手制作，而且制作方式超级简单且不费时，经济又实惠！市售的湿纸巾成分不明，有可能加了人工化学物质，对宝宝的肌肤造成伤害，自己亲手制作才知道添加了何种成分、适不适合孩子，使用起来更安心。

材料

纯水	60毫升
盐	10克
茶树精油	30滴
75%酒精	适量

工具

密封盒	1个
搅拌棒	1支
厨房擦手纸	10张

保存方法 放置阴凉干燥处。

保存期限 3天

如何使用 此成分安全，可在小朋友进食前后或流汗时直接擦拭小朋友的双手、脸部、手脚等全身，达到消毒和清洁功效。

注意事项

· 密封盒大小决定一次浸泡擦手巾的数量。

· 湿纸巾一次勿做太多，水分很容易蒸发，少量制作可让湿纸巾保持在最佳品质。

· 消毒用酒精请远离火源，喷于装盛容器后静置至完全干燥、酒精挥发再使用为宜。

· 此配方精油用量比较多，才能达到杀菌的效能，茶树精油也可以换成澳洲尤加利、乳香、罗文莎叶、真正薰衣草精油。

制作方法

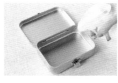

1 密封盒内外喷75%酒精清洁消毒，放置通风处干燥。

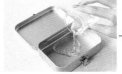 → 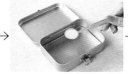 →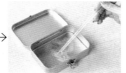

2 纯水倒入密封盒，再加入盐，混合后搅拌均匀。

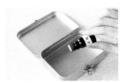

3 接着倒入茶树精油，搅拌均匀。

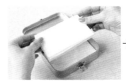 →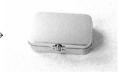

4 擦手纸折好后分批放入密封盒，必须让擦手巾完全浸湿，盖上盒盖即可。

其他配方

尤加利消毒湿纸巾

纯水	60毫升
盐	10克
澳洲尤加利精油	30滴
75%酒精	适量

※尤加利精油可以消除病菌，很适合用来擦拭孩子常常摸到的桌椅家具。

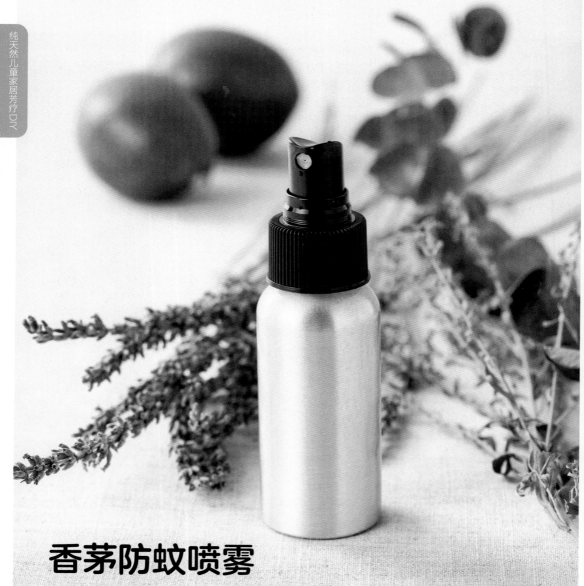

香茅防蚊喷雾

到了夏天蚊虫很多，看到孩子细嫩的皮肤被叮咬后的红肿，真的好心疼！自制的天然防蚊喷雾，不但可以利用香气让蚊虫不敢靠近，而且成分天然温和，能让孩子的肌肤免受人工化学毒物的侵害，一举两得！

材料

纯水	25毫升
玫瑰盐	5克
香茅精油	3滴
醒目薰衣草精油	2滴
茶树精油	2滴
柠檬精油	2滴
75%酒精	适量

工具

30毫升喷雾瓶	1个

(保存方法) 放置于阴凉干燥处。

(保存期限) 3个月

(如何使用) 摇匀后，均匀喷洒于孩子的衣服或纱布巾上，每1~2小时可再喷洒一次。

(注意事项)
- 玫瑰盐可以换成海盐。
- 消毒用酒精请远离火源，喷于装盛容器后静置到完全干燥、酒精挥发再使用为宜。
- 如果用于6个月以下的婴儿，请喷在衣服或纱布巾上，再放置于宝宝身边，以免刺激宝宝皮肤。1岁以上幼儿可直接喷于皮肤表面。

制作方法

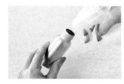

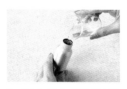

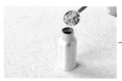

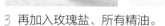

1 喷雾瓶内外喷75%酒精清洁消毒，放置通风处干燥。

2 纯水倒入消毒过的喷雾瓶至9分满。

3 再加入玫瑰盐、所有精油。

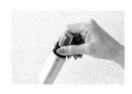

4 盖上瓶盖，摇晃均匀即完成。

其他配方

胡萝卜籽防晒喷雾

玫瑰盐	5克
纯水	25毫升
胡萝卜籽精油	3滴
乳香精油	3滴
永久花精油	3滴

※将精油换成具有抗紫外线效果的品种，在准备外出时可喷在身体上，避免阳光直晒而让皮肤受伤。

薄荷凉感喷雾

玫瑰盐	5克
纯水	25毫升
香茅精油	2滴
薄荷精油	2滴
茶树精油	2滴
醒目薰衣草精油	2滴
柠檬精油	1滴

※在炎热的夏天，可于配方中加薄荷精油（精油总滴数不超过9滴），能避免儿童中暑，让他们轻松度过清爽舒适的夏天。

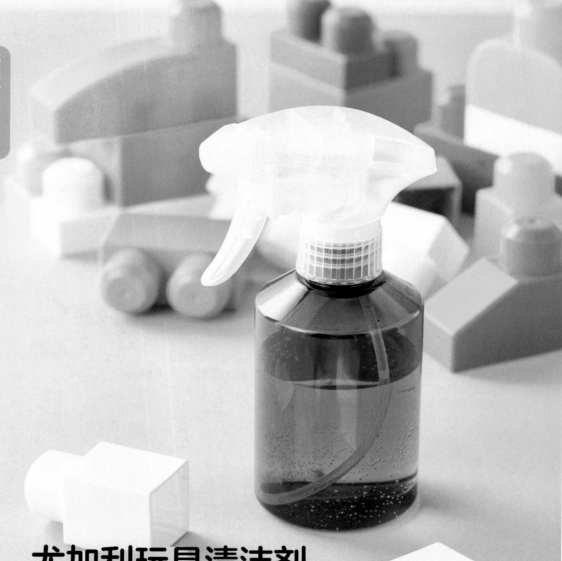

尤加利玩具清洁剂

玩具是孩子们不可缺少的玩伴，很多孩子更常常把玩具放到嘴中吸吮，所以做好玩具的清洁和消毒非常重要！市面上销售的清洁剂为了达到强力清洁功效，经常含有人工化学药剂，不但对健康有害，用久了也容易侵蚀我们的肌肤，导致皮肤皲裂、过敏。这款天然精油制成的玩具清洁剂，成分天然不伤害肌肤，不仅用得安心，清洁和消毒效果也确实到位！

材料

纯水	150毫升
75%酒精	30毫升
盐	5克
柠檬精油	30滴
尤加利精油	30滴

工具

250毫升空瓶	1个

保存方法 放置于阴凉干燥处。

保存期限 3～5个月

如何使用 使用前先摇匀，擦拭玩具效果加倍。

注意事项

消毒用酒精请远离火源，喷于装盛容器后静置到完全干燥、酒精挥发再使用为宜。

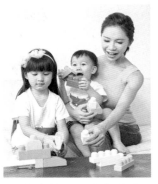

▲ 儿童的玩具常常消毒，可以避免细菌感染，减少生病

制作方法

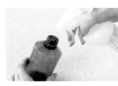

1 空瓶内外喷75%酒精清洁消毒，放置通风处干燥。

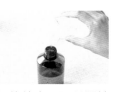

2 将纯水、75%酒精倒入空瓶。

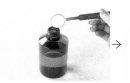

3 再加入盐、柠檬精油、尤加利精油。

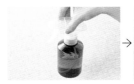

4 盖上瓶盖，摇匀即可。

其他配方

罗文莎叶消毒喷雾

纯水	150毫升
盐	5克
柠檬精油	30滴
罗文莎叶精油	30滴

※罗文莎叶精油可以有效消除病菌，预防感冒。

薄荷除臭喷雾

纯水	150毫升
75%酒精	30毫升
盐	5克
柠檬精油	30滴
薄荷精油	30滴

※薄荷精油清凉的气息，能消除空气中的臭味。

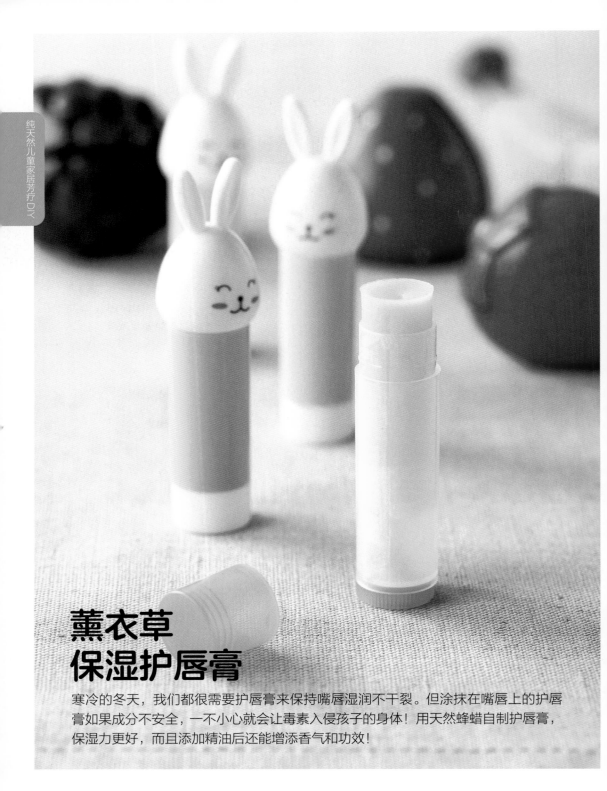

薰衣草
保湿护唇膏

寒冷的冬天，我们都很需要护唇膏来保持嘴唇湿润不干裂。但涂抹在嘴唇上的护唇膏如果成分不安全，一不小心就会让毒素入侵孩子的身体！用天然蜂蜡自制护唇膏，保湿力更好，而且添加精油后还能增添香气和功效！

材料

植物油 ·········	4克
黄蜂蜡 ·········	1克
真正薰衣草精油	2滴
75%酒精 ·········	适量

工具

5克唇膏管 ·········	1支
玻璃烧杯 ·········	1个
搅拌棒 ·········	1支
电磁炉 ·········	1个

保存方法 放置于阴凉干燥处。

保存期限 3~4个月

如何使用 平时保湿或嘴唇干燥时抹。

注意事项

· 精油不耐热，必须等黄蜂蜡降到60℃以下，再倒入精油。
· 黄蜂蜡为天然材料，白蜂蜡是精制过的，需要染色时才使用。
· 精油可以换成花类精油（例如，橙花、茉莉）；也可以使用柑橘类精油（例如，柠檬、甜橙），但使用后应避免照光以免产生黑色素。
· 消毒用酒精请远离火源，喷于盛装容器后静置至完全干燥、酒精完全挥发再使用为宜。
· 植物油可从书中介绍的7款基底油中挑选。

制作方法

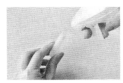 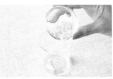 →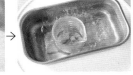

1 唇膏管内外喷75%酒精清洁消毒，放置通风处干燥。

2 将植物油、黄蜂蜡放入烧杯，在电磁炉上隔水加热，搅拌至融化，静置5~10秒。

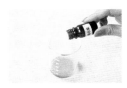 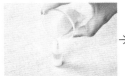 →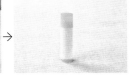

3 再加入真正薰衣草精油，再轻轻摇匀。

4 接着倒入唇膏管中，放至凝固即可盖上管盖。

其他配方

德国洋甘菊护唇膏

黄蜂蜡 ·········	1克
月见草油 ·········	4克
德国洋甘菊精油 ·········	2滴

※通过德国洋甘菊精油的修护，有助于让脱皮干裂的嘴唇伤口快速愈合。

甜橙清香护唇膏

植物油 ·········	4克
黄蜂蜡 ·········	1克
甜橙精油 ·········	2滴

※甜橙精油的香气很受孩子喜爱，还有护肤的作用。

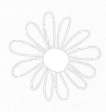